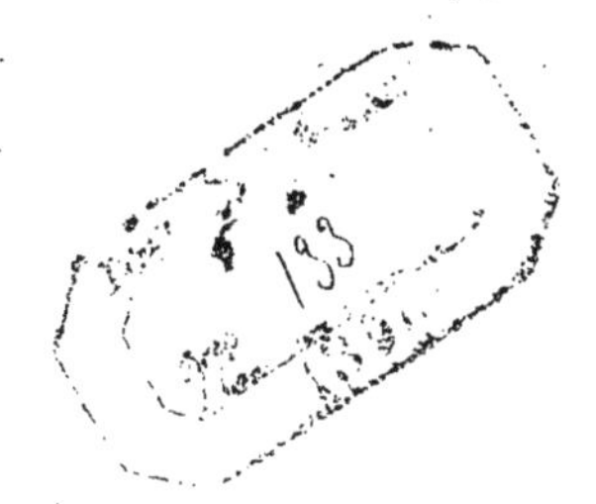

LE
TABES DORSAL

EST - IL

D'ORIGINE SYPHILITIQUE ?

PAR

Le Docteur A.-F. PLICHON

ANCIEN EXTERNE DES HOPITAUX DE PARIS

<hr>

PARIS

G. STEINHEIL, ÉDITEUR

2, rue Casimir-Delavigne, 2

—

1892

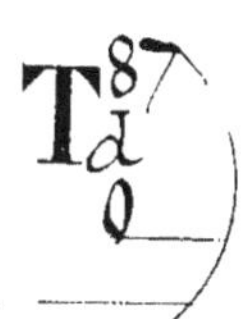

LE TABES DORSAL

EST-IL

D'ORIGINE SYPHILITIQUE ?

LE
TABES DORSAL

EST-IL

D'ORIGINE SYPHILITIQUE ?

PAR

Le Docteur A.-F. PLICHON

ANCIEN EXTERNE DES HÔPITAUX DE PARIS

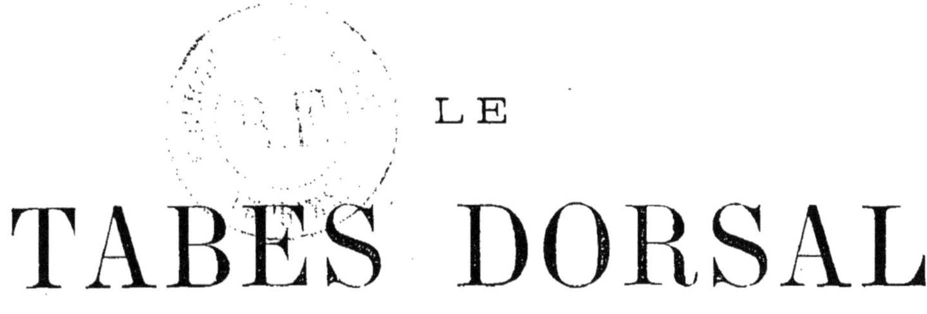

PARIS

G. STEINHEIL, ÉDITEUR

2, rue Casimir-Delavigne, 2

—

1892

AVANT-PROPOS

L'enseignement de chaque jour de notre maître M. Lancereaux, concernant les rapports du tabes et de la syphilis, nous a donné l'idée de rechercher quelle était l'opinion des autres auteurs. Les travaux sont nombreux sur ce sujet et nous n'avons pas la prétention de les citer tous ; mais nous avons fait nos efforts pour en réunir les principaux et nous donnerons une courte analyse de chacun d'eux.

Nous essaierons ensuite de tirer parti de l'étude des arguments et des objections qui ont été fournis tour à tour par les différents observateurs.

Disons-le tout de suite, la plupart d'entre eux ont basé leur argumentation sur la statistique, et nous ne considérons pas celle-ci comme un procédé vraiment scientifique, comme pouvant servir de base certaine à une science d'observation comme la médecine. Mais laissons la parole à Claude Bernard :

« La première condition pour employer la statistique,
« c'est que les faits auxquels on l'applique soient exac-
« tement observés, afin de pouvoir être ramenés à des
« unités comparables entre elles. Or cela ne se rencontre
« pas le plus souvent en médecine.

. . . .

« Il ne pourrait y avoir de statistique pathologique
« valable, que celle qui est faite avec des résultats
« recueillis par le statisticien lui-même. Mais dans ce

« cas même, jamais deux malades ne se ressemblent exac-
« tement ; l'âge, le sexe, le tempérament et une foule
« d'autres circonstances apporteront toujours des dif-
« férences, d'où il résulte que la moyenne ou le rapport
« que l'on déduira de la comparaison des faits sera
« toujours sujet à contestation. Mais, même par hypo-
« thèse, je ne saurais admettre que les faits puissent
« jamais être absolument identiques et comparables
« dans la statistique, il faut nécessairement qu'ils diffèrent
« par quelque point, car sans cela la statistique condui-
« rait à un résultat scientifique absolu, tandis qu'elle ne
« peut donner qu'une *probabilité*, mais jamais une *certi-*
« *tude*. J'avoue que je ne comprends pas pourquoi on
« appelle *lois* les résultats qu'on peut tirer de la statis-
« tique ; car la loi scientifique, suivant moi, ne peut
« être fondée que sur une certitude et sur un détermi-
« nisme absolu et non sur une probabilité.

. . . .

« Il faut reconnaître dans toute science deux classes
« de phénomènes, les uns dont la cause est actuellement
« déterminée, les autres dont la cause est encore indéter-
« minée. Pour tous les phénomènes dont la cause est dé-
« terminée, la statistique n'a rien à faire; elle serait même
« absurde. Ainsi, dès que les circonstances de l'expé-
« rience sont bien établies, on ne peut plus faire de la
« statistique. Ce n'est donc que lorsqu'un phénomène
« renferme des conditions encore indéterminées, qu'on
« pourrait faire de la statistique; mais ce qu'il faut
« savoir, c'est qu'on ne fait de la statistique que parce
« qu'on est dans l'impossibilité de faire autrement; car
« jamais la statistique, suivant moi, ne peut donner de
« vérité scientifique et ne peut constituer par consé-
« quent une méthode scientifique définitive.

. . . .

« Les coïncidences, dit-on, peuvent jouer dans les
« causes d'erreurs de la statistique un si grand rôle,
« qu'il ne faut conclure que d'après les grands nombres.
« Mais le médecin n'a que faire de ce qu'on appelle la
« loi *des grands nombres*, loi qui, suivant l'expression
« d'un grand mathématicien, est toujours vraie en géné-
« ral et fausse en particulier. Ce qui veut dire que la
« loi des grands nombres n'apprend jamais rien pour
« un cas particulier. Or ce qu'il faut au médecin c'est de
« savoir si son malade guérira, et la recherche du
« déterminisme scientifique seul peut le conduire à
« cette connaissance. Je ne comprends pas qu'on puisse
« arriver à une science pratique et précise en se fondant
« sur la statistique. En effet, les résultats de la statisti-
« que, même ceux fournis par les grands nombres,
« semblent indiquer qu'il y a dans les variations des
« phénomènes une compensation qui amène la loi ;
« mais comme cette compensation est illimitée, cela ne
« peut jamais rien nous apprendre sur un cas particulier,
« même de l'aveu des mathématiciens ; car ils admet-
« tent que si la boule rouge est sortie 50 fois de suite,
« ce n'est pas une raison pour qu'une boule blanche ait
« plus de chance de sortir la 51e fois.

« La statistique ne saurait donc enfanter que les
« sciences conjecturales ; elle ne produira jamais les
« sciences actives et expérimentales, c'est-à-dire, les
« sciences qui règlent les phénomènes d'après les lois
« déterminées. On obtiendra par la statistique une
« conjecture avec une probabilité plus ou moins grande
« sur un cas donné, mais jamais une certitude, jamais
« une détermination absolue. Sans doute, la statistique
« peut guider le pronostic du médecin, et en cela elle
« lui est utile. Je ne repousse donc pas l'emploi de la
« statistique en médecine, mais je blâme qu'on ne cher-

« che pas à aller au delà et qu'on croie que la statistique
« doive servir de base à la science médicale ; c'est
« cette idée fausse qui porte certains médecins à penser
« que la médecine ne peut être que conjecturale, et
« ils en concluent que le médecin est un artiste qui doit
« suppléer à l'indéterminisme des cas particuliers par
« son génie, son tact médical. Ce sont là des idées anti-
« scientifiques, contre lesquelles il faut s'élever de
« toutes ses forces, parce que ce sont elles qui contri-
« buent à faire croupir la médecine dans l'état où elle
« est depuis si longtemps.

. . . .

« La statistique ne s'applique donc qu'à des cas dans
« lesquels il y a encore indétermination dans la cause
« du phénomène observé. Dans ces circonstances, la
« statistique ne peut servir, suivant moi, qu'à diriger
« l'observateur vers la recherche de cette cause indéter-
« minée, mais elle ne peut jamais conduire à aucune
« loi réelle. J'insiste sur ce point, parce que beaucoup
« de médecins ont grande confiance dans la statistique,
« et ils croient que lorsqu'elle est établie sur des faits
« bien observés, qu'ils considèrent comme comparables
« entre eux, elle peut conduire à la connaissance de
« la loi des phénomènes. J'ai dit plus haut que les faits
« ne sont jamais identiques, dès lors la statistique n'est
« qu'un dénombrement empirique d'observations. »
Nous examinerons donc, dans la question qui nous
occupe, ce que donne la statistique, mais sans fonder
sur elle notre opinion et nous tirerons principalement
nos arguments des lésions anatomiques et de l'évolution du tabes et de la syphilis. Nous verrons enfin quels
résultats donne la thérapeutique, mais sans y atta-
cher l'importance que certains auteurs lui ont don-
née.

Avant de commencer notre sujet, c'est un plaisir pour nous de jeter un coup d'œil en arrière sur les bonnes années que nous avons passées dans les hôpitaux et de nous souvenir des excellentes leçons que nos maîtres nous ont prodiguées.

Nous sommes particulièrement très heureux de témoigner notre profonde gratitude à M. Lancereaux, médecin de l'Hôtel-Dieu et à M. Troisier, médecin de l'hôpital Lariboisière. Ce sont ces maîtres qui nous ont appris ce que nous connaissons de clinique médicale.

Que M. Périer chirurgien de l'hôpital Lariboisière, et M. Bar, médecin accoucheur de l'hôpital Saint-Louis, veuillent bien accepter nos plus sincères remerciements pour la bienveillance qu'ils nous ont toujours témoignée.

Nous devons une place à part à M. le Dr Thiroloix, interne lauréat des hôpitaux, qui nous a aidé de ses conseils : nous ne saurions trop l'en remercier.

Enfin, que M. le professeur Laboulbène veuille bien être assuré de notre profonde reconnaissance pour le grand honneur qu'il nous fait en acceptant la présidence de notre thèse,

HISTORIQUE

C'est Duchenne de Boulogne, qui le premier, en 1859, parle d'une façon explicite de la syphilis dans les antécédents des ataxiques et se demande s'il y a lieu de voir un lien de connexité entre les deux maladies.

« Quelques sujets, dit-il, ont subi l'infection syphi-
« litique constitutionnelle; c'était la seule cause ration-
« nelle ou apparente de l'ataxie locomotrice, mais elle
« n'était rien moins que certaine, car en dehors des
« caractères propres à la syphilis, à ses différentes
« périodes, l'ataxie locomotrice ne présentait dans ces
« cas aucun symptôme nouveau ou spécial. Quelquefois,
« il est vrai, les douleurs propres à cette maladie
« s'exaspéraient la nuit ; mais c'est ce que l'on observe
« également lorsqu'il n'existe pas de cause syphiliti-
« que. La médication spécifique prescrite ordinairement
« alors aurait pu, du moins, servir de pierre de touche.
« Hélas ! on a vu, dans les cas que j'ai relatés, qu'elle
« n'a paru exercer aucune influence sur la marche de la
« maladie. »

Greppo signale la même année un cas d'ataxie des membres inférieurs guéri par les anti-syphilitiques.

En 1862, M. Dujardin-Beaumetz cite dans sa thèse, un ataxique syphilitique guéri par l'iodure de potassium.

Teissier de Lyon signale également un cas d'amélioration par le même médicament.

Eisenman, en 1863, dit qu'il ne connaît pas une observation d'ataxie du mouvement, dont la cause pouvait être imputée à la syphilis.

En 1864, Topinard raconte qu'il n'a pas observé une seule observation concluante de l'influence de la syphilis, bien que des accidents spécifiques antérieurs soient signalés 15 fois sur 114 cas.

Il constate que sur 270 observations de Gros et Lancereaux, observations de syphilis intéressant le système nerveux, 4 seulement présentent de l'ataxie et encore les cas ne sont-ils pas absolument certains.

Virchow décrit un cas à la suite duquel on fit l'autopsie et où on trouva une gomme dans le muscle long dorsal et une cicatrice à l'entrée du vagin.

« Si l'anamnèse laisse ici beaucoup à désirer, dit-il,
« la cicatrice de l'entrée du vagin et la gomme du mus-
« cle sont une base suffisante pour faire penser à la
« nature syphilitique de la sclérose des cordons posté-
« rieurs. »

En 1865, Marius Carre a rencontré, sur 60 observations d'ataxie, 19 fois des affections vénériennes, dont 6 chancres indurés et 6 chancres simples. Il a vu l'ataxie locomotrice s'arrêter et guérir sous l'influence du traitement spécifique.

En 1866, W. Moore parle d'un cas guéri par l'iodure de potassium.

La même année, notre maître, M. Lancereaux, dans son traité de la syphilis , dit ceci :

« A ces lésions (tumeurs gommeuses), ne pourrait-on
« pas ajouter certains cas de dégénérescence grise ou
« amyloïde, qui, au point du vue symptomatique, se
« traduisent par l'ataxie des mouvements des membres

« inférieurs. Sans pouvoir se prononcer sur ce point,
« on ne peut cependant pas s'empêcher de remarquer
« que l'ataxie se rencontre fréquemment chez des indi-
« vidus qui ont eu des atteintes de syphilis et que
« cette affection peut avoir eu sur la dégénérescence de
« la moelle épinière une influence analogue à celle
« qu'elle exerce sur la dégénérescence cireuse du foie
« et de quelques autres organes. »

1867, Schultze, dans sa thèse inaugurale soutenue
à Berlin, déclare, d'après les observations prises dans
le service de Griesinger, que « la syphilis pourrait
avoir un certain rapport étiologique avec le tabes. »

Dans les leçons de Cohen, il est également dit qu'il
est possible que la syphilis occasionne le tabes.

Cyon croit aussi que l'on peut accuser la vérole.

En 1870, Rosenthal, sur 65 cas, n'en voit qu'un
seul où l'éclosion de la maladie avait été en rapport manifeste avec une contamination syphilitique antérieure.

Buzzard, en 1871, regarde le tabes comme une maladie syphilitique tertiaire du système nerveux.

Mais, en 1874, il change d'opinion et, à cause des
résultats thérapeutiques douteux, sépare la sclérose des
cordons postérieurs de la syphilis.

A. Reder, la même année, signale une observation
d'ataxique guéri (voir observation V).

Broadbent écrit : « On a dit que l'ataxie locomo-
« trice était souvent syphilitique ; mais je ne trouve
« pas de confirmation de cette opinion dans mon expé-
« rience personnelle, et ce n'est *pas le fait de la syphi-*
« *lis de suivre dans sa progression un arrangement*
« *fonctionnel structural ni de se confiner dans une aire*
« *vasculaire particulière.*

En 1875, Dreschfeld donne une observation de
tabétique guéri par l'iodure de potassium.

En 1876, M. Fournier « constate et tente le premier d'établir une connexion étroite de causalité entre la syphilis et le tabes » et il résulte d'abord pour lui « que la syphilis, alors qu'elle affecte un certain département de la moelle, est susceptible de déterminer une ataxie locomotrice progressive, ataxie se traduisant du reste par des symptômes identiques à ceux qui constituent l'ataxie vulgaire, c'est-à-dire de provenance non spécifique. »

Sur 30 cas, 24 avaient subi les atteintes de la syphilis, antérieurement.

Quant aux résultats thérapeutiques, il cite les cas observés par Teissier, Dujardin-Beaumetz, Ladrect de la Charrière, G. Sée et Galezowski, et M. Carre. Pour ce qui le concerne, il a observé 6 cas influencés favorablement.

Hammond pense que la vérole est une cause du tabes dans un vingtième des cas.

Drysdale croit également que l'on peut ranger la syphilis dans l'étiologie du tabes.

Leyden, au contraire, désavoue complètement son influence.

1878. — Eulenburg, sur 149 cas, ne peut voir que dans un seul la syphilis comme origine du tabes.

Heubner se borne à remarquer qu'il n'y a pas de cas prouvés de dégénération syphilitique des cordons postérieurs, cependant il ajoute d'autre part qu'à la suite de foyers syphilitiques de la moelle, par dégénération secondaire des cordons postérieurs, divers phénomènes du tabes peuvent se produire.

Drysdale soutient les idées de M. Fournier en faisant l'éloge de l'iodure administré de bonne heure et à doses massives.

Dans la discussion, qui suit cette communication,

faite en avril à la *Méd. Society of London*, quelques membres présents lui répondent qu'il est par trop fantaisiste d'attribuer tout à la vérole, et Bloxham, en particulier, lui demande pourquoi les femmes étaient si rarement ataxiques, bien que la syphilis fût assez fréquente chez elles.

Erb se demande avec quel droit on accuse la vérole comme cause de l'ataxie. D'après ses propres observations cela lui semble douteux.

Caizergues publie trois observations nouvelles de tabes amélioré et admet le rôle étiologique de la syphilis.

M. Grasset se rallie à l'opinion de M. Fournier.

En 1879, Vulpian dit, dans ses leçons sur les maladies du système nerveux, qu'il ne croit pas exagérer en admettant que sur 20 malades atteints d'ataxie locomotrice progressive, il y en a au moins 15 qui sont d'anciens syphilitiques. Depuis 1862, il a eu l'occasion de signaler bien des fois cette relation étiologique entre la syphilis et cette affection du système nerveux. Mais la syphilis ne suffit pas pour expliquer l'apparition du tabes : il faut reconnaître l'existence d'une prédisposition spéciale.

L'iodure de potassium est, de tous les médicaments qu'il a employés, celui qui paraît le plus efficace. « Mais
« son efficacité n'est pas notablement plus grande dans
« les cas où la maladie semble pouvoir être attribuée à
« l'existence plus ou moins ancienne de la syphilis,
« que dans les cas où aucune condition étiologique de
« ce genre ne peut être incriminée. C'est que les lésions
« tabétiques sont les mêmes dans les deux cas. La sy-
« philis ne semblerait avoir agi que comme cause prédis-
« posante, préparatoire si l'on veut ; mais le processus
« morbide qui évolue dans les racines postérieures et
« dans la moelle épinière n'a rien de syphilomateux. »

Il paraît bien difficile à M. Cornil d'admettre le rôle
de la syphilis dans l'ataxie locomotrice. « Elle ne pour-
« rait tout au plus être considérée que comme cause
« prédisposante éloignée de l'ataxie. Le désordre du
« mouvement ne serait pas une maladie syphilitique,
« car, lorsqu'on a affaire à des maladies causées direc-
« tement par la syphilis, celle-ci leur imprime toujours
« son cachet anatomique ; et il n'en est rien dans
« l'ataxie ; là, en effet, on ne trouve ni inflammation
« productive spéciale, ni gomme ; l'ataxie avec antécé-
« dents syphilitiques est la même anatomiquement que
« celle qui atteint les sujets vierges de syphilis. Nous
« ne pouvons par conséquent pas admettre là l'action
« du virus. »

Ferry, sur 229 observations très écourtées, ne compte
que 18 syphilitiques.

O. Berger, de Breslau, produit une statistique de
185 cas (145 hommes — 40 femmes). Sur 114 observations où on a noté la présence ou l'absence de la vérole,
20 °/₀ étaient syphilitiques. Il considère cette proportion comme trop basse : souvent l'histoire du malade
n'était pas très complète. Il réclame le contrôle sévère
de la clinique pour mettre l'influence de la syphilis hors
de contestation, tout en la considérant comme vraisemblable.

A la section médicale de la *schlesische Gesellschaft
für Vaterland-cultur*, il rapporte un cas de guérison
définitive. Mais il pense lui-même, qu'il s'agissait ici
d'un complexus symptomatique tabétique amené par
une méningite et il croit qu'il en est de même pour les
autres cas cités comme guéris.

Rosenbach, dans la discussion qui suit la communication de ce cas, est d'avis que, comme on ne peut
pas savoir s'il s'agit d'une dégénérescence primaire des

cordons postérieurs incurable, ou d'un désordre fonc·
tionnel curable, qui s'est produit à la suite de certaines
lésions spécifiques, on doit toujours ordonner des anti-
syphilitiques là où il n'y a pas de contre-indication.

Erb a compulsé 69 observations de tabes ; 46 fois les
antécédents syphilitiques ont été recherchés, 24 fois ils
existaient et 2 fois la vérole était vraisemblable.

Il attend encore d'autres chiffres pour se prononcer.
D'après ses observations propres, Richter conclut qu'on
peut obtenir une amélioration sensible du tabes syphilitique sans traitement spécifique, tandis que par le
mercure et les bains chauds une aggravation peut se
produire.

Gesenius relève, dans sa thèse, 60 cas, dont 12 avaient
eu certainement la syphilis. Son opinion, c'est qu'elle
n'est qu'une cause prédisposante.

Fischer nie toute espèce de rapports entre la vérole
et l'ataxie. Celle-ci, soumise au traitement spécifique,
peut subir une aggravation (2 cas aggravés). Sur 26 cas,
4 avaient eu la syphilis et 3 autres avaient eu des chancres.

Erb, la même année, au Congrès des médecins et
naturalistes allemands qui a eu lieu à Baden-Baden, a
rassemblé 36 cas nouveaux.

Comme contre-épreuve, 85 hommes âgés de plus de
25 ans, non atteints de tabes et ne venant pas pour une
syphilis, ont été interrogés sur leurs antécédents :
14 avaient eu le vérole ou un chancre, soit 16,5 %.

Dans la discussion, Mayer (Aachen) dit que parmi les
tabétiques qu'il a vus, il y en avait au moins 80 % de
syphilitiques. Il a obtenu de bons résultats par le traitement.

Dans sa thèse, sur les localisations spinales de la
syphilis, M. Julliard fait les plus grandes réserves en

ce qui concerne l'ataxie locomotrice. Les succès obtenus par le traitement mixte ne prouvent pas grand'chose à cause des rémissions et de l'action résolutive du mercure et de l'iodure, qui réussissent dans une foule de cas autres que la syphilis. Mais, d'autre part, il trouve que M. Cornil est trop absolu dans les critiques qu'il adresse à M. Fournier. On a pu dire, non sans quelque raison, que l'ataxie était une maladie du système nerveux en général, plutôt qu'une affection médullaire ; on note parfois l'extension des lésions aux cordons voisins et il y a aussi parfois épaisissement des parois des capillaires et des petits vaisseaux. Peut-être, dit M. Julliard, y a-t-il deux grandes classes d'ataxies : 1° ataxie simple essentielle se traduisant par une sclérose régulièrement limitée aux zones radiculaires internes des cordons postérieurs ; 2° ataxies nées sous l'influence directe de la vérole, lésions diffuses, occupant les méninges, les vaisseaux et pouvant envahir les systèmes avoisinants.

1880. — Hutchinson pense que si, dans quelques cas, la syphilis a pu agir comme cause unique, dans d'autres cas, au contraire, plusieurs causes ont agi simultanément, ce qui diminue la valeur étiologique de la vérole, qui, pour lui, n'est qu'une cause prédisposante.

Westphal, le 21 janvier, lit un rapport à la Société médicale de Berlin, sur les relations de la syphilis et de la dégénérescence grise des cordons postérieurs. L'auteur a observé 97 cas, dont il en retranche 22 pour anamnèse incomplète. Dans les 75 cas restants, il y avait :

Chancre sans acc. second.	14 soit 18,6 %
— avec acc. second.	11 — 14,6 %
— douteux	3 — 4 %
— nié positivement	47 — 62,6 %
	75

Sur 20 femmes, il n'y en avait qu'une chez laquelle

l'existence du chancre était douteuse : les 19 autres niaient positivement avoir été infectées.

État présent { Signes de syphilis {
- existant.. 1
- douteux.. 2 (1F.)
- manquent 94

97

Autopsies {
- Pas de syph. in organes......... 9
- Cicatrices sur tonsilles ou langue.. 1
- Douteux...................... 1
- Pas de trace de syphilis......... 5 (F.)

On peut dire, d'une manière générale, qu'il y a bien 14 °/₀ de syphilitiques, à l'âge qui est généralement celui du tabes. Quant au chiffre de 1 syphilitique sur 20 femmes, il provient probablement de ce que celles-ci avouent moins facilement la vérole que les hommes. Il croit que si les autres auteurs ont des statistiques plus fortes, c'est qu'ils ont des idées préconçues ou qu'ils sont spécialistes et que des syphilitiques viennent plus souvent les consulter.

Sa conclusion, c'est que les rapports de la syphilis et du tabes sont à peine vraisemblables.

A la suite de ce rapport, s'engage une discussion, où prennent part Mendel, Remak, Lewin et Bernhardt.

Mendel rappelle l'opinion que Virchow a exprimée dans son traité des tumeurs et croit à une dépendance entre la vérole et le tabes.

Remak a observé 52 cas :

5 Femmes : pas de syphilis

47 Hommes {
- Syphilis certaine............ 11
- Ch. et bubon sans acc. second. 8
- Pas de syphilis............. 23

Il admet un pour cent de 23 cas, et ne peut voir un lien de causalité entre les 2 maladies, parce que les symptômes de tabes apparaissent à des intervalles très variables après l'infection.

Lewin déclare que la possibilité de l'influence de la syphilis sur le tabes dorsal n'est pas prouvée anatomo-pathologiquement.

Bernhardt, sur 67 cas (58 hommes et 9 femmes, ces dernières ne présentant pas de syphilis), a vu 37 hommes donnant des renseignements précis :

Syphilis niée.................. 22

Acc. prim. sans acc. second.... 7

Syphilis non douteuse......... 8

L'infection, chez plusieurs, datait de 11 à 15 ans, et la plupart accusaient d'autres causes : refroidissements, grandes fatigues, épuisement sur le champ de bataille, etc.

On ne peut nier, selon lui, que la syphilis puisse être, dans quelques cas, la seule cause du tabes, mais trop souvent l'appréciation des autres causes a été négligée. Il lui reste donc un certain doute sur l'étiologie réellement syphilitique de cette maladie, opinion qui se rapproche de celle de Hutchinson.

Notre maître, M. Lancereaux, dans une communication à l'Académie de médecine de Paris, à propos des paralysies toxiques et de la syphilis cérébrale revient sur sa première opinion :

« La péri-encéphalite diffuse, ou paralysie générale,
« dit-il, pas plus que l'ataxie locomotrice, n'a pas de
« liaison avec la syphilis. Cette dernière affection, sur-
« tout, est tellement distincte des désordres d'origine
« syphilitique, qu'il m'est impossible de comprendre
« comment des médecins éminents ont pu admettre sa
« relation avec cette dernière maladie ; car, tandis que
« la syphilis se localise au système lymphatico-vascu-
« laire et donne lieu à des lésions circonscrites et limi-

« tées, le tabes dorsalis affecte le tube nerveux et
« engendre une lésion diffuse et progressive, qui s'étend
« à tout le système sensitif. Si des affections aussi
« absolument différentes pouvaient reconnaître une
« même origine, il faudrait admettre que la pathologie
« n'est pas une science, car le principe de toute science,
« c'est que dans des circonstances semblables, l'action
« des mêmes causes est toujours suivie des mêmes
« effets. »

Müller a observé des tabétiques parmi les habitants
des villes et de la campagne.

Sur 15 habitants de ville, 9 étaient syphilitiques.

Sur 9 habitants de la campagne, pas de syphilis.

Il conclut à une simple coïncidence. Il croit qu'on ne
peut attendre des résultats du traitement, que dans les
cas où existent en même temps des symptômes manifestes de syphilis constitutionnelle.

Lothar Meyer a observé 19 femmes tabétiques,
ayant donné ensemble 31 enfants à terme et chez qui
il n'y avait que 3 avortements qui s'étaient produits.
Aucune d'elles n'avait eu la vérole. Il attribue un grand
rôle aux refroidissements.

M. Chauvet, dans sa thèse d'agrégation, affirme que
« la syphilis ne donnera jamais lieu au développement
d'une sclérose primitive des zones radiculaires postérieures » ; mais il ne nie pas que les lésions syphilitiques autres que le sclérose en question puissent donner
lieu à des phénomènes d'ataxie du mouvement.

S. Domanski a vu la plupart de ses tabétiques
infectés antérieurement (2/3 à 4/5), mais sauf un seul ils
ne présentaient alors aucun symptôme de leur vérole.
Il ne considère la syphilis que comme cause prédisposante et n'a vu des résultats favorables que dans 2 cas
(1 par KI, 1 par Hg).

A citer Möbius, qui additionne les statistiques faites jusqu'à lui et qui trouve comme moyenne 23 %. Considérant d'autre part que la contre épreuve faite par Erb donne 16,5 % de syphilitiques, il croit que cette différence peut s'expliquer par la différence de classe des malades observés et aussi par le milieu où ils vivent (statistique de Müller sur des malades de la ville et de la campagne). Les résultats du traitement ne paraissent pas prouver l'existence d'un tabes syphilitique : le mercure même pourrait nuire. Conclusion : la syphilis prédispose au tabes, mais cette dernière maladie n'est pas une localisation de la première.

1881. — Gowers arrive à des conclusions à peu près analogues à celles de Erb. Il résume la communication qu'il avait déjà faite en 1878 à la British médical association, réunie à Bath. Il affirmait alors que l'ataxie a une étiologie syphilitique dans la moitié des cas. Ses nouvelles recherches exagèrent cette proportion. Sur 33 cas, 18 avaient des antécédents syphilitiques. L'intervalle entre les débuts des 2 affections serait considérable d'après Gowers : dans les 2/3 des cas, il était de plus de 10 ans. Chez les femmes tabétiques la syphilis paraît moins fréquente.

L'existence du tabes syphilitique n'est pas douteuse pour Benedikt, parce que dans quelques cas on obtient des résultats par le traitement iodo-mercuriel. Le tabes, chez un syphilitique, a tantôt une évolution atypique (alternatives d'amendement et d'aggravation, début par névrite, etc.), tantôt ne diffère en rien du tabes vulgaire. Les formes atypiques ont un pronostic favorable, les anti-syphilitiques agissent sur elles : dans le second groupe, de grandes doses de mercure aggravent la situation. La thérapeutique doit donc se faire avec précaution, le mercure doit être donné à doses progressives, aussi longtemps que son influence n'est pas défavorable.

Rosenthal publie 105 cas, dont 19 avec antécédents spécifiques. Dans 10 de ces cas, qui avaient été traités au début pour leur syphilis, les malades ont été exposés après coup à d'autres causes. Dans 5 cas, le traitement spécifique a donné une aggravation manifeste. Les affections de la moelle, qui se développent sous l'influence de la syphilis, évoluent le plus souvent sous les dehors de la myélite transverse aiguë ou chronique et n'ont rien à voir avec le tabes dorsal. Les cas de ce genre s'amendent ou guérissent par le traitement spécifique.

Ce qu'on est convenu d'appeler le tabes syphilitique, ne diffère en rien du tabes dorsal vulgaire, ni par sa nature, ni par le groupement, ni par la succession des symptômes. Il ne peut pas considérer la statistique comme une base scientifique et trouve que le tabes spécifique n'a aucun droit de prendre une place particulière en pathologie, à côté de sa belle-sœur, la myélite syphilitique

Reumont publie 36 cas de tabes, où il n'y avait doute sur la syphilis que 6 fois; 14 avaient présenté des manifestations secondaires, 3 des manifestations tertiaires. La plupart étaient à des stades assez avancés : mais la plupart aussi étaient des cas atypiques et dans une partie il y avait des symptômes méningitiques de nature céphalique ou spinale (hémi ou monoplégies, etc.)
Tous subirent une cure spécifique. Deux guérisons (cas atypiques) et 13 cas d'amélioration se produisirent.

Mayer, cité par Reumont, a observé 19 syphilitiques sur 29 cas.

Erb publie les résultats de sa statistique, dans le *Centralblat fur med. Wissenchaften*, puis fait une communication sur le même sujet au Congrès de Londres (août 1881). Sa statistique a atteint le chiffre de 100 cas ; qui se décomposent de la manière suivante :

Pas de syph. ou chancre, 12 cas.

Avec syph. ou chancre 88. $\begin{cases} \text{Avec syph. second. 59} \\ \text{Chancre seul....... 29} \end{cases}$

Parmi les 29 cas de chancre, 11 ont été traités par le mercure et l'iodure, 3 étaient sûrement des chancres mous et dans 15 on n'a rien découvert de particulier.

Comme contre épreuve, sur 500 personnes âgées de plus de 25 ans non atteintes de tabes, ni directement de syphilis,

Pas d'infection 77 %
Syphilis 12 %
Chancres 11 %

C'est surtout dans les cas de syphilis bénigne que le tabes se développe. Le temps, qui sépare le début des deux affections, est le plus souvent de 5 à 13 ans et dans un nombre considérable de cas ne serait que de 3 à 5 ans. Erb serait de plus en plus entraîné par son expérience vers l'idée uniciste de la syphilis. En tout cas il ne s'ensuit pas que la vérole ne s'est pas produite parce que le chancre en a été le seul symptôme.

Conclusion : Les nombres parlent avec une grande netteté en faveur de la dépendance des deux maladies.

Après ce rapport, une discussion s'engage. MM. Althaus, Gairdner, Lancereaux, Banks, Zambaco, sir W. Gull, Neftel, etc., prennent la parole.

Althaus n'est pas du même avis que Erb.

Sur 1.000 cas d'affections nerveuses, il y avait :

Epilepsie, 206 cas où la vérole existait dans 4,8 %.
Asthénie 101 — — 11,9
Hémiplégie, 77 — — 6,2
Névralgie, 51 — — 3,9
Tabes, 32 — — 90,6

Sur ces 32 cas de tabes, 28 avaient eu des manifestations syphilitiques, ce qui donne 90,6 %.

Malgré les résultats de cette statistique, Althaus ne considère pas la syphilis comme cause directe de l'ataxie. Le tabes a certainement existé en Europe longtemps avant l'apparition de la syphilis. On connaît beaucoup de cas d'ataxie, observés principalement chez des femmes, qui étaient exemptes de tout antécédent syphilitique. Le traitement par l'iodure à haute dose est rarement suivi de succès. Il est plus vraisemblable que l'ataxie se manifeste de préférence chez des syphilitiques, en raison premièrement de la détérioration organique, de l'affaiblissement vital des centres nerveux produits par la maladie constitutionnelle, puis, et plus spécialement, de la tendance propre au virus syphilitique d'engendrer des formes bâtardes d'inflammation qui, une fois établies, peuvent s'étendre d'une façon systématique.

Comme Gairdner, M. Lancereaux n'attache pas beaucoup d'importance à la statistique. Le *post hoc ergo propter hoc* est une preuve bien trompeuse; pour s'en rendre compte il n'y a qu'à placer vis-à-vis de la statistique d'Erb celle de Westphal. D'ailleurs le traitement syphilitique ne donne rien. Tous les résultats connus sont dans le domaine des rémissions et des améliorations passagères, que les autres traitements amènent également. Il y a même des cas d'aggravation. L'axiome, que le résultat d'une cure antisyphilitique a des rapports avec le diagnostic et que le diagnostic sera toujours douteux si le traitement n'a donné aucun résultat, serait-il donc faux? dans la syphilis tertiaire, les lésions sont limitées et circonscrites, tandis que dans l'ataxie, elles sont diffuses dans un faisceau de la moelle lombaire et même dans toute la moelle. Les excès sexuels sont, pour une part,

la cause du tabes et le fait que l'on trouve si fréquemment la syphilis dans les antécédents des tabétiques se
trouve ainsi expliqué.

Banks, tout en reconnaissant la fréquence de la
vérole dans l'anamnèse des ataxiques, n'admet pas la
dépendance des deux maladies.

Zambaco croit que la syphilis peut aussi causer des
troubles fonctionnels du système nerveux central sans
qu'il se soit formé des lésions appréciables.

Sir W. Gull pense que l'on ne voit pas toujours la
syphilis où elle existe : il est souvent difficile d'affirmer
et de déterminer quels sont les effets dégénératifs résul-
tant de la syphilis. La question ne peut être résolue que
par des recherches cliniques.

Neftel (New-York) mentionne que chez les Kirghises de
l'Asie centrale la syphilis serait très répandue : le tabes
n'en paraît pas plus fréquent pour cela.

Rümpf publie un cas de tabes, avec antécédents
syphilitiques, qu'il a traité par des frictions mercurielles.
Aggravation au bout de 25 frictions, puis guérison
après 85 en tout. Le malade exerce maintenant le métier
de conducteur de locomotive. Le réflexe patellaire est
même revenu. (V. Observation VI).

Sur 52 cas observés par Voigt (5 F.), 44 étaient typi-
ques (dont 1 F. syphilitique). Sur 29 cas avoués ou
soumis au traitement par Hg et KI, 21 avaient eu des
accidents secondaires et 8 n'en avaient pas eu. Dans
22 cas, on ne pouvait invoquer aucune autre influence que la vérole, mais, sur les 14 non syphilitiques, 9 ne présentaient également aucun facteur
étiologique à incriminer. Il recommande un traitement mercuriel énergique chez les syphilitiques pour
les préserver du tabes, mais ce dernier une fois survenu, la cure spécifique ne donne plus aucun ré-

sultat et peut parfois même amener une aggravation.

A la Société de Médecine interne de Berlin, dans la séance du 28 nov. 1881, Leyden lit un rapport à la suite duquel s'engage une discussion où prennent part Bernhardt, Litten, Köbner, Beuster, Ewald.

Leyden se rattache complètement aux idées que M. Lancereaux a émises au Congrès de Londres. La statistique ne peut être utile que pour confirmer une chose déjà en partie prouvée. L'anatomie pathologique des deux maladies est tout à fait distincte : le traitement ne donne aucun résultat.

Bernhardt donne une nouvelle série de 20 cas :

12 avaient été infectés, dont 3 avaient eu gonorrhée et chancre mou, ce qui fait un pour cent de 45 à 60. Tous présentaient une autre série d'éléments étiologiques, qui suffisaient à expliquer l'origine du tabes. Il croit que l'ataxie survient chez des syphilitiques parce que ceux-ci sont débilités.

Köbner pense qu'on n'a pas toujours affaire à un tabes véritable, mais à une autre maladie de la moelle causée par la syphilis. Les symptômes sont quelques désordres de la motilité peu importants, puis brusquement paraplégie, etc. Ces cas s'améliorent et guérissent par le traitement antisyphilitique. Parce qu'un syphilitique devient tabétique, ce n'est pas une raison pour accuser sa syphilis, car dans l'intervalle il peut avoir subi l'influence d'autres causes.

Spillmann analyse les travaux antérieurs et ne peut admettre, en présence des faits publiés, qu'il s'agisse d'une simple coïncidence. Du reste, il semble même résulter de l'étude plus approfondie des malades, que le tabes d'origine syphilitique se présente sous une forme fruste, incomplète. Il cite deux cas fortement améliorés.

M. Landouzy, dans une clinique médicale, faite à l'hôpital de la Charité, partage à peu près l'opinion de M. Lancereaux et fournit pour sa part 9 cas, dont trois seulement ont été atteints d'accidents vénériens divers, sans qu'il soit prouvé qu'ils aient eu en réalité la syphilis, aucun d'eux n'ayant eu d'accidents consécutifs.

M. Savart déclare dans sa thèse que, d'après l'examen des cas qui paraissent vraiment spécifiques, on pourrait peut-être avancer que l'ataxie syphilitique est souvent constituée par les formes dites anormales, dans laquelle la lésion n'est pas exclusivement limitée aux cordons postérieurs, mais gagne les cordons voisins, et quelquefois même les cornes antérieures. Elle a donc rarement le type classique et nettement dessiné. Aux symptômes d'incoordination de la motilité, s'ajoutent des troubles trophiques, des contractures, etc. Si la syphilis se localise rarement d'une façon isolée aux cordons postérieurs, les dégénérescences secondaires de ces cordons à la suite des lésions spécifiques seraient fréquentes. Ces cas d'ataxie secondaire à des myélites diffuses sont signalées, d'après M. Savart, dans un certain nombre d'observations (cas de MM. Homolle, Charcot, etc).

1882. — Long Fox fait mention d'un cas de tabes aggravé par une cure spécifique.

Prévost donne un aperçu critique de la question et se prononce en faveur de la théorie du tabes syphilitique. Si ce dernier d'une part ne paraît pas avoir une origine aussi fréquente que celle qu'ont voulu lui assigner certains auteurs, il semble difficile de nier dans tous les cas l'influence de la vérole sur cette maladie.

K. Pusinelli a rassemblé toutes les observations d'ataxiques recueillies de 1860 à 1881, à la clinique de Leipzig.

Sur 88 cas (81 H et 7 F), 37 avaient une anamnèse incertaine. Sur les 51 qui restent : (46 H. 5 F)

Pas de syphilis.............. 24 (3 F)
Ch. av. acc. second......... 13
Ch. mou.................... 9
Ch. mou ou induré (?)........ 2
Déclarations non précises, mais
lésions douteuses.......... 3

Il cite un cas où il y avait présence simultanée des phénomènes syphilitiques et tabétiques. Une cure spécifique guérit la syphilis et aggrava le tabes qui s'améliora ensuite par l'azotate d'argent et la galvanisation.

Byrom-Bramwell dit ceci : « Il est rare, dans notre pays du moins, que les femmes soient affectées d'ataxie. Eh bien ! si la syphilis est la cause de cette affection, les prostituées, si souvent infectées, doivent bien plus souvent être atteintes de tabes que les autres femmes. Tant que ce fait ne sera pas établi, il ne sera pas permis de dire que la syphilis est la seule cause de l'ataxie, et on devra admettre qu'il y a quelque autre circonstance s'ajoutant à la syphilis qui fait que les hommes sont beaucoup plus sujets au tabes dorsal que les femmes. »

M. Alf. Fournier consacre, cette fois, un ouvrage assez important à la question : il développe son opinion, qui est plus radicale encore que celle qu'il avait en 1875 : « Pour l'énorme majorité des cas, l'ataxie locomotrice constitue une manifestation de provenance syphilitique ». Après un court aperçu historique, M. Fournier résout plusieurs questions :

1° Est-il vrai, indéniable que la syphilis figure fréquemment, très fréquemment, dans les antécédents de l'ataxie ?

Sur 128 cas qu'il a rassemblés, 119 étaient tabétiques, soit 93 % environ. Il cite les nombres trouvés par Vul-

pian (15 sur 20), Erb (88 sur 100), Quinquaud (21 sur 21)
Cazalis n‚a trouvé qu'un seul malade non syphilitiquc
parmi les ataxiques qu'il a observés dans sa longue car-
rière.

2° Il étudie ensuite l'ataxie au point de vue clinique.
Pour lui, cette dernière est une manifestation d'ordro
presque absolument et cxclusivement tertiaire. Elle
offre son maximum de fréquence bien tranché de la
6° à la 12ᵉ année. Pour la majorité des cas, la syphilis
détermine l'ataxie par elle-même, sans qu'on puisse
découvrir la moindre cause localisatrice, mais dans certains cas, il y a des causes adjuvantes (excès divers, hérédité nerveuse). L'ataxie syphilitique survient dans la seconde jeunesse (2/3 des cas de 25 à 35 ans, 1/3 de 36 à 59
ans), et affecte les hommes beaucoup plus souvent que les
femmes, ce qui, pour lui, n'a rien d'étonnant, puisque
la syphilis est huit ou neuf fois moins fréquente chez la
femme que chez l'homme. L'ataxie syphilitique se produit
surtout à la suite de syphilis originairement bénignes et
se présente dans lapresque totalité des cas comme une
suite de la syphilis insuffisamment traitée à son début.

3° Quel profit, quelle action thérapeutique les tabétiques syphilitiques ont-ils à attendre du traitement
spécifique?

M. Fournier avoue que le tabes confirmé (n'ayant plus
de tendance à progresser), qu'il soit syphilitique ou non,
n'a rien à attendre, comme guérison, du traitement
antisyphilitique. Trois résultats sont possibles pour lui :

a) Divers symptómes sont favorablement influencés,
mais la maladie n'est pas modifiée dans son ensemble,
ni enrayée dans son évolution progressive;

b) Dans des cas plus rares, il y a influence salutaire
sur l'ensemble de la maladie qui est enrayée pour un
temps.

c) Dans des cas plus rares encore, la maladie est immobilisée *in situ* définitivement.

Dans ces cas, il ne s'agirait pas de rémission : il y a un rapport chronologique trop immédiat entre l'administration du remède spécifique et l'atténuation des symptômes morbides, pour qu'on doive y voir une simple relation d'éventuelle coïncidence ; et l'éminent professeur croit que si l'on traitait un tabétique tout à fait au début, on aurait des chances de guérison.

Les diverses objections que l'on a faites à la doctrine du tabes spécifique sont ensuite passées en revue et à côté de ces objections, M. Fournier avance les arguments suivants :

1° Fréquence absolument significative des antécédents syphilitiques des sujets tabétiques ;

2° Pour la majorité des cas, le tabes relève de la syphilis étiologiquement. Développement du tabes dans la période tertiaire de la syphilis (manifestation tertiaire).

3° Association fréquente des symptômes tabétiques avec divers autres symptômes, qui sont d'observation particulièrement commune dans la syphilis (paralysie des nerfs crâniens, hémiplégie. Accidents complexes, accès épileptiformes, crises aphasiques, etc.). Connexion fréquente du tabes et de la paralysie générale.

4° Influence du traitement spécifique ;

5° Coïncidence au cours du tabes de manifestations d'autre siège et de nature incontestablement syphilitique ;

6° Impossibilité absolue qu'on éprouve fréquemment à trouver au tabes une autre cause que la syphilis.

M. Cayla, après une courte revue des opinions des auteurs qui l'ont précédé et des statistiques qu'ils ont fournies, déclare qu'il a observé 8 cas et qu'un seul

était syphilitique (12 °/₀). Il discute les arguments de
M. Fournier, et, se basant surtout sur l'anatomie pathologique et en particulier sur la systématisation du tabes,
ne peut admettre sur cette maladie l'influence de la
syphilis.

M. Rehlen a observé 35 cas : 8 avaient eu la syphilis
antérieurement et 8 (dont 1 douteux) n'avaient eu que
des chancres mous. Il conclut à une simple coïncidence.

Buzzard, dans une clinique, raconte que, sur
53 cas, il a constaté 25 fois la syphilis (47 °/₀); puis, sur
100 cas (mais quelques-uns à antécédents pas tout à
fait certains), 45. Cette fréquence, dit-il, n'est pas une
preuve suffisante d'une relation de cause à effet entre
les deux maladies. Le traitement spécifique ne donne
pas de résultats. Selon lui, certaines observations plai-
dent en faveur de l'hypothèse qui consiste à admettre
que la syphilis engendre une méningo-myélite, appelée
ensuite à disparaître d'une façon plus ou moins complète par le traitement spécifique.

L'extrême rareté du tabes chez la femme est remarqua-
ble : sur 100 malades atteints de maladies nerveuses à la
suite de la syphilis (tabes excepté), il y avait 16 femmes.

Le pour cent des femmes tabétiques n'est que de 10.
Cette proportion parle donc aussi en faveur de son
opinion.

Strümpell a remarqué que, depuis que la question
du tabes syphilitique a attiré son attention, il a trouvé
plus fréquemment qu'auparavant la vérole dans les
antécédents des ataxiques.

M. Rendu, le 10 novembre, au nom de M. Desplats,
(de Lille), lit à la Société médicale des Hôpitaux une
observation qu'il estime être un tabes syphilitique
guéri (Voir Observation IX).

M. Abadie lit une note à la Société de médecine, le

11 novembre. Il trouve que la question de l'ataxie loco-motrice s'embrouille au lieu de s'éclaircir, et cela parce qu'on s'éloigne trop de l'anatomie pathologique. « Il « arrive, dit-il, que les formes dites frustes ou irrégu- « lières deviennent tellement nombreuses que la mala- « die principale disparaît et qu'il n'est plus possible de « s'y reconnaître. Aujourd'hui, qu'un trouble de sensi- « bilité, de motilité, en apparence d'origine médullaire « ou bulbaire, vienne à se produire et tout aussitôt, on « le rattache à l'ataxie. De là ce polymorphisme inquié- « tant, envahissant, qui, si l'on n'y prend garde, aura « pour résultat de substituer le mot tabes dorsal à « l'ancienne expression myélite et de le rendre tout « aussi vague. »

L'auteur compare ensuite les lésions syphilitiques et tabétiques de l'œil : sous l'influence de la syphilis, nous voyons très souvent survenir des névrites qui se loca-lisent dans les nerfs optiques ; à l'opthalmoscope, on aperçoit alors une infiltration diffuse qui occupe la sur-face du nerf. Or, ces cas-là, où la syphilis frappe pour-tant le tissu nerveux, cèdent presque toujours aux fric-tions mercurielles. Il n'est pas une seule lésion commune de la syphilis qui ne débute par des modifi-cations dans le système lymphatico-sanguin. On trouve tantôt une simple rougeur, tantôt une ulcération, ail-leurs une infiltration, des exsudats qui annoncent tou-jours l'apparition de manifestations syphilitiques. Rien de pareil ne s'observe dans l'atrophie tabétique, où les modifications surviennent lentement dans le tissu nerveux et se traduisent par une simple décoloration et où le traitement ne réussit jamais, même quand la lésion est combattue tout à fait au début (car chez les malades atteints d'affection oculaire, les malades viennent sou-vent trouver le médecin oculiste de bonne heure).

Il rappelle que M. Debove, à l'autopsie d'un tabes au début de l'affection, a trouvé des lésions médullaires caractéristiques avec atrophie du système nerveux et absence de rougeur, de vascularisation, d'exsudats.

Dans la séance du 25 novembre de la même société de médecine, De Ranse lit un mémoire sur les rapports de l'ataxie locomotrice avec la syphilis et arrive aux conclusions suivantes :

L'ataxie locomotrice progressive est primitive ou secondaire. On observe parfois, dans le cours d'autres affections cérébro-spinales, par suite de la propagation de leurs lésions aux bandelettes externes des cordons postérieurs, des symptômes tabétiques accidentels, qui ne sauraient constituer dans son type caractéristique l'ataxie progressive. L'anatomie pathologique démontre que des symptômes tabétiques de ce genre peuvent survenir dans des cas de syphilis cérébro-spinale ; il est admissible, sinon démontré, que sous l'influence de cette irritation primitive et extrinsèque des cordons postérieurs, et en vertu d'une prédisposition spéciale, une ataxie locomotrice secondaire, c'est-à-dire vulgaire, se développe avec tout son cortège ou sa succession de lésions et de symptômes ; mais l'anatomie pathologique montre entre le processus syphilitique et le processus tabétique une ligne de démarcation, qui ne permet pas de considérer la sclérose des cordons postérieurs comme de nature syphilitique et ainsi d'accepter la doctrine d'une ataxie primitive spécifique. Le traitement antisyphilitique, incontestablement utile et efficace dans les cas de phénomènes tabétiques symptomatiques d'une syphilis cérébro-spinale, et peut-être au début d'une ataxie secondaire développée dans les mêmes conditions, est non seulement inutile, mais peut devenir nuisible dans l'ataxie locomotrice primitive ; on ne saurait donc le prescrire d'une manière absolue et indifféremment dans tous les cas où l'on observe des signes tabétiques.

Pour lui l'observation de Desplats rentre dans le cadre de celles où une syphilis cérébro-spinale donne lieu, par une extension limitée des lésions primitives aux cordons postérieurs, à des phénomènes tabétiques accidentels, isolés, ne pouvant constituer par leur ensemble, ni dans la marche de leur évolution, le type classique de l'ataxie locomotrice progressive.

M. Abadie, dans la discussion qui suit ce rapport, dit que, comme d'une part certaines myélites d'origine syphilitique présentent parfois dans le cours de leur évolution quelques-uns des symptômes qu'on attribue d'ordinaire à l'ataxie, comme d'autre part l'ataxie vraie peut être évidemment survenue chez des individus qui ont eu la syphilis, celle-ci n'empêchant pas celle-là, la question du rapport entre la syphilis et l'ataxie sera difficile à débrouiller avec les ressources de l'observation clinique.

M. Dubuc lit alors une observation, dont il avait parlé dans la précédente séance et M. De Ranse déclare, après en avoir entendu la lecture, que le malade dont il s'agit a eu une syphilis cérébro-spinale qui a débuté et s'est terminée par des phénomènes cérébraux. Dans l'intervalle, des symptômes médullaires ont témoigné de l'extension à la moelle des lésions syphilitiques, et entre temps, quelques-uns des symptômes ont montré que les cordons postérieurs étaient plus ou moins atteints secondairement : « On cherche vaine-
« ment, dit-il, en écoutant l'histoire de ce malade, dans
« son ensemble, un ordre de succession, une évolution,
« une physionomie des signes caractéristiques de l'ataxie
« locomotrice ».

1883. — Voigt depuis 1881 a observé 76 nouveaux cas :

      Syphilis.............. 62 (soit 81,4 %)
      Pas d'acc. second..... 8

Il se rallie maintenant à l'opinion de Fournier et croit à l'influence directe de la syphilis. Si on n'a pas toujours de résultats avec le traitement, c'est que l'on arrive trop tard.

A propos d'une note de M. Galezowski, relative à l'emploi du chlorure d'or et de platine dans l'atrophie optique tabétique et communiquée par M. N. Guéneau de Mussy à la Société de thérapeutique (avril), ce dernier relate une observation de tabes fruste guérie par le chlorure d'or et l'emplâtre de Vigo.

M. Dujardin-Beaumetz, dans la discussion, déclare qu'il considère l'opinion de Fournier comme très exagérée et qu'il a vu maintes fois des ataxiques n'ayant jamais eu la vérole.

MM. Dally et Martineau prétendent que, dans une certaine classe de la société, il y a au moins 80 % de syphilis. Le dernier auteur a remarqué que le nombre des malades soignées à Lourcine augmente chaque année. En 1882, 2800 syphilitiques y ont reçu des soins. On juge quel doit être le chiffre des hommes, si l'on songe que certaines femmes infectées sont sans domicile et peuvent contaminer chaque soir 5 ou 6 individus. Il croit qu'il faut distinguer l'ataxie syphilitique du tabes dorsal non syphilitique. L'infiltrat syphilitique peut se développer tardivement dans le tissu fibreux des organes, en particulier des centres nerveux ; il détermine alors des symptômes ataxiques très complets, mais son évolution s'accompagne de signes spéciaux et suit une marche caractéristique. C'est donc dans des cas analogues, que le traitement spécifique et surtout des

injections de peptone mercurique pourront guérir l'a-
taxie.

A la Société médicale des hôpitaux, dans les séances
du 22 juin et du 13 juillet, on discute de nouveau l'origine syphilitique de l'ataxie locomotrice :

M. Rendu, au nom de M. Desplats, communique
une deuxième observation d'ataxie syphilitique suivie
de guérison. Le traitement dura 3 mois : il rappelle que
dans la première observation la guérison ne s'est pas
démentie.

M. Rathery fait observer que dans le 2ᵉ cas il pourrait bien s'agir de rémission. Il a vu un ataxique qui avait
présenté une rémission de plus de 6 mois.

M. Robin se souvient d'un malade de Gubler présentant les symptômes de l'ataxie quatre ans après une
syphilis et qui a parfaitement guéri par le traitement
iodo-mercuriel.

M. Debove déclare qu'il est bien difficile, quand on
a vu beaucoup d'autopsies d'ataxiques, même au début,
d'admettre la guérison par les moyens que l'on vient
d'indiquer. Les lésions sont si profondes que d'ordinaire
le traitement échoue complètement. Il en conclut la
nécessité d'étudier avec soin ces prétendues ataxies
syphilitiques et de voir s'il n'y aurait pas là un syndrome
particulier, une « pseudo-ataxie ».

M. Desnos a observé un malade mort accidentel-
lement après avoir présenté des symptômes formels
d'ataxie locomotive. A l'autopsie il n'y avait pas de
sclérose des cordons postérieurs, mais seulement des
lésions congestives et par conséquent curables. L'examen
histologique est dû à Cadiat. Chez un autre malade, ayant
eu la syphilis et offrant des accidents ataxiques, le traitement spécifique amena la guérison. M. Desnos est trop
prudent pour affirmer une guérison définitive ; mais il

n'en est pas moins porté à croire qu'une rémission aussi longue indique des lésions seulement congestives et non scléreuses.

M. Dujardin-Beaumetz fait ressortir l'opposition qu'il y a entre l'étiologie présumée de l'ataxie et l'incurabilité presque absolue de cette affection prétendue syphilitique. Dans les cas de syphilis cérébrale, au contraire, les succès du traitement spécifique sont vraiment merveilleux.

M. Debove, en réponse à M. Desnos, dit qu'il n'y a pas d'ataxie sans sclérose des cordons postérieurs, que son observation d'ailleurs ne ressemble pas complètement à la marche de la maladie. L'ataxie classique est une maladie essentiellement chronique; la variété de Desnos a été au contraire aiguë.

Il a observé, dans son service à Bicêtre, 2 malades qui n'ont eu leur chancre induré qu'après le début de l'ataxie.

Pour MM. Vidal et Martineau, la syphilis est si commune et l'ataxie si rare, qu'on ne doit pas s'étonner de voir l'ataxie survenir chez des syphilitiques. Ils ont vu d'ailleurs des ataxiques qui n'avaient jamais eu la syphilis et ils ne croient pas à une relation étroite entre cette dernière et le tabes.

Erb, dans une nouvelle publication, remarque que, quand la syphilis a été contractée à un âge avancé, l'ataxie est également tardive.

La syphilis est aussi fréquente chez les femmes tabétiques que chez les hommes. Sur 13 femmes tabétiques :
Non syphilitiques.   4

Douteuses........ 3 { 1e 3 fausses couches, enfants morts en bas âge.
2e 2 fausses couches et cicatrices d'ulcères.
3e mari syphilitique.

Syphilis certaine... 4

Syphilis probable.. 1

Chancre......... 1

L'auteur publie une nouvelle statistique de 100 cas :

Pas de syphilis... 9

Chancre......... 91 { avec acc. second........ 62 / seul.................. 29

Parmi les 29 chancres 10 ont été traités par KI et Hg et 5 sont formellement indiqués comme indurés.

Contre-épreuve. — Il y avait, parmi 1200 hommes de plus de 25 ans et non affectés de tabes ni directement de syphilis, 10,25 % syphilis certaines et 12,50 % chan-cres seuls.

25 fois sur 100 où il y a eu syphilis, l'absence de toute autre cause de tabes est spécialement mentionnée.

L'intervalle de temps écoulé entre le début des 2 ma-ladies est le plus fréquemment de 5 à 15 ans.

Il considère que, très vraisemblablement, le tabes est une affection spécifique, une manifestation tardive, dont l'apparition et la localisation sont déterminées par diver-ses causes (froid, fatigue, etc).

Rumpf, dans un rapport lu au Congrès des natura-listes et médecins allemands à Eisenach (19 sept. 1882), sur 27 tabétiques, a trouvé 18 syphilitiques et 1 chancre mou, soit 66 %. Beaucoup de cas améliorés et guéris n'appartiennent pas au tabes typique (ex. de Reumont).

Bernhardt donne 26 cas nouveaux : dans 10, on a constaté une syphilis certaine. Dans 5, la vérole était soupçonnée.

Il fait faire à Perl, *privat docent* à Berlin, une contre-enquête : sur 100 tuberculeux examinés au point de vue de leurs antécedents :

62 niaient la vérole.

15 avaient eu gonorrhée.

18 Chancre mou sans acc. second.

8 Vérole sûre.

Sa conclusion c'est qu'un grand nombre de tabétiques avaient eu la syphilis antérieurement et qu'il y a certainement des cas où on ne peut invoquer d'autres causes.

MM. Landouzy et Ballet, dans une communication à la société médico-psychologique (10 Déc.), disent qu'ils ont réuni 138 cas de tabes et qu'ils ont recherché strictement quelles étaient les causes multiples susceptibles de jouer un rôle dans l'étiologie du tabes. En ne comptant pas les cas de syphilis et d'hérédité combinées, on trouve que la syphilis existait dans 32 cas et l'hérédité dans 35 cas ; et ces chiffres sont plutôt à l'avantage de la syphilis, car celle-ci dans les 32 cas était parfois douteuse, tandis que les 35 cas d'hérédité sont indéniables.

Si on compte tous les cas où la syphilis et l'hérédité étaient présentes on obtient : pour la syphilis, 43 fois et pour l'hérédité, 44 fois.

Si la syphilis est parfois difficile à retrouver, disent-ils, et peut passer inaperçue, l'hérédité est encore plus difficile à découvrir. Les renseignements fournis à cet égard par les intéressés sont souvent fautifs. « Que le « froid, les excès, la syphilis et bien d'autres causes « encore interviennent à titre d'éléments plus ou moins « importants dans la genèse de l'ataxie, disent ces au- « teurs, nous ne le nions pas, loin de là, mais toutes « ces causes nous apparaissent comme accessoires ». « D'après nous, la cause dominante, suffisante et peut- « être nécessaire de la maladie de Duchenne, c'est l'hé- « rédité nerveuse. »

M. Birdsall, sur 42 tabétiques, ne trouve que quatre syphilitiques et professe beaucoup de doute sur la valeur de la méthode statistique.

1884. — M. Rollet, dans l'article *Syphilis* du *Dictionnaire encyclopédique des sciences médicales*, réédite toutes les objections que les partisans de la théorie du tabes syphilitique ont fournies et déclare qu'en somme, la question ne doit pas être portée de prime abord sur le terrain anatomique et que s'il est démontré cliniquement que l'ataxie locomotrice est une affection syphilitique, il lui paraît naturel de mettre ses lésions propres au compte de la syphilis, sans cesser de rechercher ce qu'elles peuvent avoir de spécifique.

A la société de psychiatrie et des maladies nerveuses de Berlin, le 10 mars, Oppenheim fait une communication sur l'étiologie du tabes. Il possède 100 observations, dans lesquelles 11 fois la syphilis était certaine; 13 fois il y avait eu un chancre induré sans manifestation secondaire et enfin dans 6 autres cas, on niait la vérole, mais elle paraissait vraisemblable. Dans un cas, les douleurs fulgurantes avaient précédé la syphilis de deux ans, dans un autre il y avait des manifestations présentes de l'infection. Le refroidissement était noté dans 30 cas.

Comme contre-épreuve, il a examiné 70 syphilitiques chez qui il a étudié le réflexe patellaire après 5 ans au minimum. Il n'était absent que dans un seul cas. Il ne considère pas cette contre-épreuve comme très importante, parce qu'il sait qu'on pourra toujours lui objecter que ce n'est pas parmi les formes les plus malignes de la syphilis qu'on trouve les tabétiques.

A la suite de ce rapport survient une discussion à laquelle prennent part Bernhardt, Lewin, Westphal et Remak.

Bernhardt a observé 12 cas nouveaux dont 10 syphilitiques, ce qui fait, avec les autres séries déjà publiées,

125 cas dont 46, 8 avaient eu sûrement la syphilis et 60 °/₀ avaient eu chancre et syphilis.

C'est simplement constater un fait, que de concéder un rôle à la syphilis dans l'étiologie du tabes.

Lewin trouve que M. Fournier a vu beaucoup de tabétiques parmi ses malades. Il dit qu'on doit se méfier des déclarations des individus avouant la vérole, ou qui disent avoir été traités par le mercure. Le plus souvent, en même temps que la syphilis, il y a d'autres causes, en particulier le refroidissement. Il n'a retiré aucun bénéfice de la médication spécifique ; le mercure nuit même en général.

Depuis 1865, il a suivi minutieusement 800 de ses malades syphilitiques : 5 d'entre eux seulement sont entrés à la section des maladies nerveuses et parmi eux il n'y avait pas de tabétiques.

Westphal ne comprend pas qu'Erb ait invoqué les paralysies des muscles de l'œil, comme un argument pour sa théorie. Ces paralysies, si elles sont syphilitiques, proviennent de lésions tout autres (gommes) et rétrogradent par le traitement. Il n'en est pas de même dans le tabes. Si une femme a eu des avortements, cela ne prouve pas qu'elle soit syphilitique. L'anatomie pathologique ne permet pas de voir une dépendance entre les deux maladies, sans cela à côté de la lésion de la moelle, il y aurait un signe anatomique de la syphilis. Or c'est l'exception. Les résultats thérapeutiques sont négatifs.

Remak répond que, d'après Erb, sur 8 autopsies d'ataxiques, on a trouvé 3 fois d'autres phénomènes dus à la syphilis. Il serait à désirer, selon lui, que tous les syphilidologues recherchent combien de leurs malades deviennent tabétiques, comme Reumont l'a fait. D'après ce dernier, 1, 6 °/₀ des individus qui ont eu la vérole deviennent tabétiques. Ce serait très peu, car d'après ce chiffre, la syphilis jouerait un rôle plus important dans les autres maladies de la moelle.

Depuis le 20 janvier 1880, Remak a observé 64 cas (15 F., 49 H). Il laisse de côté les 15 femmes, chez qui on ne peut rien constater, mais chez qui il est difficile aussi d'obtenir des renseignements. Sur 49 hommes :

    Chancre induré. Manifest. second 14

    Chancre. Pas de manifest. second........ 14

    Pas de syphilis *(3 suspects)* 21

Parmi les 14 chancres sans manifestations secondaires il y avait 5 ou 6 syphilis certaines. En tenant compte de tout cela, Remak arrive à une moyenne de 33 $^o/_o$.

Le refroidissement avait été noté 45 fois $^o/_o$. Il n'a jamais vu, en même temps que le tabes, des manifestations syphilitiques dans d'autres organes, ce qui cependant n'est pas rare dans les autres maladies nerveuses qui peuvent dépendre de la syphilis (ex. hémiplégie).

Eisenlohr, dans une communication faite à la société médicale de Hambourg (avril), dit qu'il a observé 46 cas dont 11 femmes.

Syphilis certaine..................	12 (1 F)	30 $^o/_o$
Chancre sans bubon et acc. second...	9	22,5 $^o/_o$
Chancre avec bubon..............	3	
Pas d'infection....................	16 (6 F)	
Douteux........................	6 (4 F)	

En retranchant les cas douteux, il reste 40 cas avec 52,5 $^o/_o$ de syphilis. Si on examine rigoureusement les autres facteurs étiologiques, on s'aperçoit que la syphilis joue un grand rôle. Il n'a pas eu en général de brillants résultats avec le traitement spécifique et si quelques-uns d'entre eux étaient favorables, il a observé aussi parfois de l'aggravation avec le mercure. Selon lui, l'anatomie pathologique ne condamne pas la dépendance des 2 maladies. Comme opinion, il n'est pas aussi radical qu'Erb.

Rùmpf répond à ce qu'a dit Lewin à la Société de psychiatrie. Il rappelle le cas de guérison qu'il a observé. Il ne pense pas qu'on puisse prendre pour syphilitique un individu qui ne l'est pas, mais croit que le contraire est de beaucoup plus fréquent. Si, sur les 800 syphilitiques de Lewin, il n'y en a que 5 qui ont été atteints de maladies nerveuses, cela prouve simplement que lorsqu'ils sont bien soignés il ne leur arrive aucun accident. Dans tous les cas de tabes syphilitique de Fournier, le traitement au début de la syphilis avait été très court et par conséquent peu efficace.

M. Möbius a observé 5 cas de tabes chez les femmes : dans 4 cas, il considère la syphilis comme démontrée soit par la vérole du mari, soit par des avortements. D'ailleurs, tout autre facteur étiologique manquait. La syphilis, chez les femmes, est difficile à découvrir, parcequ'elles ne veulent pas avouer et aussi, dans beaucoup de cas, parce que les infectées ont ignoré ce qu'elles ont eu et qu'il n'en reste aucune trace. Pour Möbius, le tabes est un empoisonnement et, dans la plus grande majorité des cas, un empoisonnement par la syphilis. L'ergotine donne le tabes : on peut penser que la maladie dont il s'agit provient de plusieurs poisons ; mais il paraît irrationnel d'accepter que le tabes provienne tantôt par le poison syphilitique et tantôt par les efforts, les refroidissements, etc. Ces dernières causes agiraient dans l'ataxie à peu près comme le manque de régime dans le choléra. Il n'admet pas l'hérédité nerveuse comme Erb et Strümpell d'ailleurs.

Pour Althaus aussi, l'influence du virus syphilitique serait analogue à l'empoisonnement par l'ergot qui produit le tabes (Tuczeck) et le Lathyrus cicer (qui donne de la paralysie spinale spastique). Il a observé 34 cas nouveaux, dont 28, soit 82 %, avaient eu la syphilis : parmi les autres, quelques-uns étaient suspects. Il croit à 86, 5 %. Il publie une série de cas instructifs ou en dépit des dénégations des malades, l'infection est plus que vraisemblable. La vérole, dont ont souffert les tabétiques, est le plus souvent bénigne. L'intervalle qui séparait les 2 affections était en moyenne de 10 à 17 ans.

Il réfute les arguments fondés sur l'anatomie pathologique. La syphilis peut avoir des lésions diffuses, elle attaque parfois, d'une manière exclusive, certains systèmes (peau, cheveux, glandes lymphatiques et périoste). L'ataxie, d'autre part, est une maladie plus générale qu'on le prétend. Il n'y a pas que la sclérose des cordons postérieurs, mais aussi de la méningite spinale postérieure, de la dégénérescence des racines et des cornes postérieures, et des cordons vésiculaires de Clarke, etc. La technique anatomique, sans la connaissance du malade, est en règle générale insuffisante pour établir un diagnostic ; donc la syphilis n'a pas des lésions si distinctes que cela et il est bien difficile de dire si on a ou pas affaire à des lésions syphilitiques.

Le mercure et l'iodure ne peuvent guérir un trou fait dans le palais, ou l'altération particulière qu'un testicule a subie par le processus du sarcocèle. Ils ne peuvent rien faire non plus dans la 2e période du tabes, de même que pour l'amblyopie ou l'amaurose de la 2e période. Plus les organes spéciaux sont atteints dans leur texture, moins on doit attendre du traitement. Si le traitement guérit parfois la syphilis et aggrave le tabes, cela prouve qu'il n'a aucune influence dans la 2e période de l'ataxie.

Leonard Weber lit un rapport à l'académie de

médecine de New-York (mars), dont voici les conclusions : la syphilis peut déterminer des lésions de la moelle
et de ses enveloppes : souvent de ces lésions résulte un
tabes atypique, qu'un traitement spécifique peut améliorer mais non guérir. L'expérience apprend que la syphilis atteint d'autant plus le système nerveux central que
le traitement a été faible et court : c'est pourquoi on
doit traiter la vérole de bonne heure et d'une façon du-
rable.

Sur 17 cas de tabes, 3 avaient eu sûrement la syphilis
et 2 vraisemblablement.

W. Amidon et Taylor croient que c'est à l'anatomie pathologique à décider de la question, et celle-ci,
d'après eux, ne répond pas en faveur de la nature
syphilitique du tabes.

Seguin publie une statistique de 75 cas provenant de
sa pratique privée. La syphilis est mentionnée 54 fois.

Ni syphilis ni chancre..........15.
Chancre seul..................23.
Chancre et symptôme secondaire 16.

Si on compte la syphilis secondaire seule, cette statistique donne 29,63 %, et 72,23 si on y ajoute le cas de
chancre seul.

Quelques remarques sont faites à propos de cette statistique au dixième meeting de l'association neurologi-
que américaine.

Birdsall, sur 42 malades d'hôpital, n'en trouve que
4 avec syphilis antérieure.

Webber (Boston), sur 62 tabétiques, en a examiné 37 au point de vue de la syphilis ; 7 seulement
avaient eu des manifestations secondaires, et 20 en
tout, en comptant le cas de chancre seul, avaient été infectés.

Spitzka estime à plus de 80 % les antécédents syphilitiques des tabétiques, sur 61 cas qu'il a observés. Il aurait vu un cas de guérison.

Rockwell a observé plus de 17 syphilitiques sur 44 malades atteints d'ataxie. Parmi 6 femmes, il y en avait 2 syphilitiques. Il croit que la syphilis est le facteur étiologique le plus important, et pense que presque tous les tabétiques ont été infectés.

Hoffmann, dans sa thèse soutenue à Berlin, publie 50 cas observés par Sénator. (H. 48 — F. 12). Parmi les hommes, il y avait 14 syphilis et chez les femmes 1 seulement et 1 suspecte. Il compare le tabes et la syphilis chez l'homme et la femme et trouve que le tabes, beaucoup plus rare chez cette dernière, n'est pas dans le même rapport avec la fréquence de la syphilis que chez l'homme. La syphilis dans les cas de tabès est bénigne ; Julliard n'a vu survenir la syphilis spinale qu'après des symptômes secondaires très pénibles.

Œhmke (thèse de Würzbourg), sur 24 cas, trouve 12 véroles, soit 50 % (cité par Hoffmann.)

M. L. Pétrone, sur 50 tabétiques, en observe 24 avec syphilis. Chez 4, la chose n'est pas certaine.

O. Berger, au cinquante septième congrès de naturalistes et médecins allemands de Magdebourg, rapporte 2 cas auxquels il attribue une grande importance.

1° Homme ayant souffert pendant 10 ans d'une syphilis grave. C'est dans le cours de cette période décennale qu'apparaissent les premiers symptômes du tabes. (C'était une récidive de la syphilis.)

2° H..., 74 ans, tabétique depuis 2 ans, syphilitique depuis 4 ans (Chancre, roséole, cicatrice sur sillon coronaire, orchite double). Mort 6 semaines après son entrée à l'hôpital. A l'autopsie, dégénérescence fasciculée des cordons postérieurs à un stade relativement peu avancé. Nombreuses cellules à granulations dans les cordons postérieurs, le long des vaisseaux principalement, localisation caractéristique dans les cordons postérieurs. Atrophie dégénérative des nerfs sciatiques et saphène.

Le cas, ajoute O. Berger, n'est pas de preuve décisive en faveur des rapports de la syphilis et du tabes : mais a-t-on déjà observé une dégénérescence fasciculée des cordons postérieurs ayant débuté à 70 ans ?

Incidemment, il fournit une série de 100 cas, dont 31 ne sont pas tout à fait certains parce qu'ils proviennent de sa clientèle privée, et qui, pour la plupart, sont cotés comme non syphilitiques. 43 avaient eu des symptômes secondaires, 14 fois, l'autopsie confirma le diagnostic de dégénérescence des cordons postérieurs ; dans 5 cas parmi les 14, il y avait eu certainement syphilis. Il trouve des traces de syphilis chez un homme (orchite double), et une femme (exostose du tibia).

Chez des hommes de 25 à 40 ans, bien portants ou ayant des maladies diverses, la statistique donne 12 % environ de syphilitiques. Entre les nombres 12 et 43 il y a une différence : d'ailleurs, il ne croit pas que dans son pays, il y ait 43 % de syphilitiques chez les non-tabétiques. Aussi considère-t-il la dépendance entre le tabes et la syphilis comme très vraisemblable.

Il ne s'agirait pas d'une maladie spécifique des cordons postérieurs eux-mêmes, mais la syphilis altérerait les vaisseaux : il y aurait une prédisposition spécifique qui augmenterait la vulnérabilité vis-à-vis d'autres causes comme le refroidissement, les fatigues, qui doivent en somme n'amener que des troubles circulatoires très légers.

Möbius a observé (octobre) 13 nouvelles tabétiques

      Syphilis assez certaine 9.

      —   vraisemblable 3.

La 13ᵉ a été observée en présence du mari et d'ailleurs ne paraissait devoir pas être soupçonnée. En grande partie, il n'y a pas d'autres causes. Les syphilis étaient toutes bénignes. On n'en trouve aucune trace, ni chez celles qui avaient eu notoirement la vérole, ni chez celles qui ne l'avaient eue que vraisemblablement.

Spitzka publie 2 cas où un traitement anti-syphiliti- que aurait apporté une amélioration temporaire. Il pense qu'il serait préférable d'examiner plus minutieusement quelques cas de tabes spécifique, plutôt que d'accumuler statistique sur statistique. Il croit qu'il existe deux sortes de tabes, une forme syphilitique et une forme vulgaire. La 1re présenterait une faiblesse précoce des facultés intellectuelles : les symptômes ne seraient pas aussi symétriques. Anatomopathologiquement dans la forme syphilitique le processus proviendrait du tissu conjonc- tif interstitiel et serait inflammatoire ; dans la forme ordi- naire, les tubes nerveux seraient atteints les premiers et le processus serait plutôt dégénératif.

Schùlz (Brunswick) rapporte un cas de tabes no- toirement amélioré par le traitement spécifique.

1885.— M. Fournier, dans ses leçons sur la période préataxique, publie une nouvelle statistique de 146 cas : 25 parmi eux, sont douteux et, en les éliminant, sur 121 cas, il trouve 112 syphilitiques.

En réunissant cette 2e statistique à la première, cela lui fait 249 cas, parmi lesquels 231 étaient syphilitiques, soit 93 %.

Il croit que l'hérédité nerveuse ne constitue qu'une prédisposition au tabes, exactement comme aux autres déterminations de la syphilis vers le système nerveux et ne l'a trouvée que dans 25 % de cas. Le tabes spéci- fique n'est accessible au traitement antisyphilitique que dans ses étapes initiales.

M. Raymond (art. Tabes, in Dechambre) indique les

principaux points de la question ; d'une part, la fréquence de la syphilis dans les antécédents des tabétiques, d'autre part le peu de résultat de la médication spécifique.

Pour lui, la principale objection théorique, que la syphilis ne peut pas engendrer de lésions systématiques tombe devant les observations de Tuczeck. Ce dernier a rapporté des faits d'intoxication par l'ergot de seigle : les malades présentaient pour la plupart des symptômes avérés d'ataxie et, à l'autopsie de 4 victimes, on trouvait les lésions du tabes au début. Pourquoi le virus syphilitique serait-il dans l'impossibilité de produire les mêmes effets que le principe toxique de l'ergot ? En faveur de l'origine toxique, il y a encore les cas de tabes qui surviennent après la suppression des sueurs (Wunderlich, Leyden, Duchenne), les fatigues, les fièvres éruptives, la fièvre typhoïde, la diphtérie, l'intoxication saturnine. M. Raymond incline à faire de tout ceci des myélites aiguës engendrées par l'action nocive de poisons sur le système nerveux. Il ne les rattache pas au tabes, à cause de l'évolution rapide des accidents et de leur curabilité (diphtérie, saturnisme, ergotisme). Il se demande si la maladie de Duchenne ne serait pas l'aboutissant possible de toute atteinte grave portée au système nerveux sensitif. Un système déchu par l'hérédité, doué d'une capacité de résistance moindre à l'égard des causes de détérioration, pourrait être envahi par une dégradation progressive sous l'influence de causes pathologiques multiples.

Eulenburg, depuis le 1er janvier 1880 jusqu'au 1er juillet 1884, a observé 125 cas de tabes.

Sur 106 hommes, 28 avaient eu des manifestations secondaires, 11 des chancres seulement (probablement mous).

Sur 19 femmes, 1 seule avait eu la syphilis, une autre en était soupçonnée.

Il y aurait une grande importance, d'après lui, à connaître un cas absolument certain de tabes où la syphilis n'ait sûrement pas existé.

Le tabes serait plus fréquent dans la classe aisée : sur 909 malades de sa clientèle privée, il y avait 91 tabétiques et sur 1082 de la policlinique, 34 seulement. La proportion des antécédents syphilitiques est donc, d'après Eulenburg, notablement plus élevée qu'on ne l'avait soupçonné. Mais il est impossible de préciser les rapports qui existent entre les 2 maladies. Quoi qu'il en soit, la syphilis n'est certainement pas l'unique cause qui préside au développement du tabes ; peut-être, n'est-ce même pas la cause la plus fréquente et la plus importante.

Voigt a observé dans les années 1883 et 1884 100 nouveaux cas, qui se répartissent ainsi :

Syphilis secondaire.................	59
Chancre syphilitique ayant subi traitement Hg......................	15
Chancre traité localement..........	8
Rien (1 douteux)..................	18

En assemblant les cas qu'il a publiés déjà avec ceux-ci, Voigt obtient les résultats suivants :

Sur 219 cas en tout (ne compte pas les douteux), 165 au moins, soit 76°/₀, avaient eu chancre ou syphilis. Aussi, il ne lui paraît pas douteux que, dans la majorité des cas, le tabes est causé directement par la vérole,

Strümpell, dans son traité, est plus décidé qu'auparavant, et reconnaît la dépendance des deux maladies. Parmi les cas qu'il a observés, il trouve 61°/₀ environ de syphilis antérieure et 90 °/₀ en ajoutant les cas où il n'y a eu que chancre. Il émet l'hypothèse que, sous l'in-

fluence de l'infection syphilitique, il pourrait se former
un poison qui porterait son action spécialement sur les
fibres sensitives.

Landesberg rapporte un cas amélioré par le traitement spécifique.

Lehmann a noté aussi la guérison d'un cas par une
cure à Rehme-Œynhausen (ce qui équivaut à un traitement iodo-mercuriel) : à la suite de cette cure, le malade put faire une période d'exercices de douze jours
dans la landwehr.

Remak a observé dans la policlinique du professeur
Hirschberg les symptômes du tabes chez trois jeunes
individus, qui, vraisemblablement, étaient des syphilitiques héréditaires.

M. Bélugou (Lamalou) attaque les conclusions de
MM. Landouzy et Ballet, non pas au point de vue de
l'hérédité nerveuse, mais bien en partant de cette idée
que l'hérédité nerveuse n'est presque jamais seule, mais
associée à d'autres facteurs importants (rhumatisme, syphilis, excès vénériens). Or, MM. Landouzy et
Ballet étaient arrivés à des conclusions analogues et,
tout en faisant la part plus grande de l'hérédité que ne
le croit Belugou, ils accordent cependant à ces causes
diverses un rôle pathogénique dans la production du
tabes. Sur 32 tabétiques, Belugou a observé 14 syphilitiques et 4 douteux. Selon lui, la syphilis crée rarement l'ataxie, mais elle peut placer le malade dans des
conditions particulièrement favorables au développement de cette maladie : elle peut, d'autre part, par les
lésions qu'elle produit, donner lieu à des ataxies
motrices symptomatiques et c'est sur ces dernières que
le traitement mixte paraît donner de meilleurs résultats.

M. Ricklin passe en revue les différents travaux

écrits sur la question, et arrive aux conclusions suivantes :

Les cas sont exceptionnels, où, avec le tabes en cours d'évolution, coexistaient des manifestations syphilitiques.

Il y a une trop grande différence entre les statistiques :

Certaines circonstances sont de nature à rendre compte en partie de ces différences d'estimation; tandis que les uns se contentent de l'aveu d'un chancre, d'autres n'ont conclu à des accidents syphilitiques que devant l'aveu formel de manifestations secondaires. En outre, les partisans de l'origine syphilitique ont souvent mis une complaisance évidente à confondre avec le tabes vrai des cas de pseudo-tabes ou d'affections mal définies des centres nerveux compliquées de symptômes tabétiques.

Les cas de tabes vrais ne diffèrent pas entre eux, ni quant à leur phénoménalité, ni quant à leur évolution, chez les sujets qui ont eu ou chez ceux qui n'ont pas eu la syphilis. Dans les deux cas on constate les mêmes lésions à l'autopsie. Il est rare de rencontrer dans les autres organes des lésions syphilitiques contemporaines.

Chez des sujets syphilitiques, le traitement spécifique est sans influence contre le tabes vrai. Quand des manifestations extérieures de la syphilis coexistent avec le tabes, le traitement spécifique dissipe les premières et laisse subsister le second ou l'aggrave. Cette aggravation imprimée par le mercure a été notée un assez grand nombre de fois.

Dans un rapport de santé (Sanitätsbericht) sur les troupes allemandes de 1870-1871, sur 100 cas, 6 étaient syphilitiques et 5 suspects. Les déclarations viennent d'invalides, qui avaient tout intérêt à rendre responsable de leur maladie la campagne de

France. Du reste, il n'y avait que 67 déclarations précises et parmi les individus sûrement syphilitiques, 2 avaient été infectés après la production du tabes. Ce rapport se prononce contre l'importance étiologique de la syphilis, mais, d'après ce que nous avons vu, les chiffres produits n'ont guère de valeur.

Pribram cite un cas d'amélioration par des frictions mercurielles.

Lewinsky, sur 620 malades observés à la policlinique de Berlin, a trouvé :

Vérole non douteuse...	47	
— douteuse.......	22	$\}$ 11, 12 %.
Chancre mou.........	31	
Gonorrhée...........	129	
Sans infection aucune..	381	

M. Jullien analyse les travaux publiés antérieurement et relate les principaux arguments et les principales objections. Il est très difficile de se prononcer, selon lui, dans cette question. La syphilis est très fréquente, elle fait partie du bagage habituel des ataxiques et n'intervient vraisemblablement que comme cause prédisposante, détériorante de l'organisme et particulièrement du système nerveux.

A la société de médecine de Vienne, von Hébra raconte l'histoire d'un malade, qu'il donne comme un tabes syphilitique guéri. (Voir observation X.)

MM. Bamberger, Nothnagel et Mauthner croient qu'on a affaire dans ce cas à des troubles cérébraux et spinaux d'origine syphilitique, à une myélite et une encéphalite diffuses. Les vertiges, l'absence de plusieurs phénomènes du tabes, l'hémiplégie et les phénomènes moteurs, tout cela n'est pas en faveur du tabes, mot par lequel, ils expriment une altération bien définie, la sclérose des cordons postérieurs.

Pour M. Déjerine, on peut prendre un moyen terme entre l'opinion de M. Fournier et d'Erb d'une part et celle d'Eulenburg, Rosenthal, Westphal, Leyden. « Il « est un fait certain, c'est que presque tous les tabéti- « ques sont d'anciens syphilitiques. Tout ce que l'on « peut dire c'est que la syphilis est une cause puissante « du tabes chez les sujets ayant une tare nerveuse « héréditaire. Un névropathe syphilitique court de « grandes chances d'être un jour ou l'autre tabétique, « surtout s'il existe dans ses antécédents ou ses col- « latéraux des névroses graves. Mais on peut dire « aussi, et cela avec quasi certitude, que la syphilis, « par elle seule, est impuissante à produire de toutes « pièces le tabes chez un sujet non prédisposé. La ma- « ladie infectieuse ne peut rien, si le terrain n'est pas « favorable. Dans le tabes, ainsi que l'enseigne M. Char- « cot, c'est l'hérédité qui domine, la syphilis n'est « qu'une cause adjuvante, elle ne peut agir que sur un « terrain préparé à l'avance et ce n'est que dans ces « conditions que le syphilitique peut devenir tabé- « tique.

Möbius dit qu'il est vrai que la recherche anatomique et l'expérience thérapeutique montrent des différences entre le tabes et la syphilis. Il n'en n'est pas moins vrai que les faits cliniques prouvent une dépendance des deux maladies. Le problème est donc d'essayer de concilier cette contradiction apparente. Déjà, en 1884, Möbius considérait « le tabes non comme un symptôme « faisant partie de la syphilis, mais une maladie qui « en est la conséquence, et qui au point de vue anato- « mique, pronostique et thérapeutique, se comporte « autrement que la syphilis ». En 1886, d'après lui, « les maladies nerveuses se présentent comme des ma- « ladies consécutives (Nachkrankheiten) qui suivent

« dans un intervalle plus ou moins long les maladies
« infectieuses, comme les paralysies, etc., après la
« diphtérie, l'ataxie après des maladies aiguës diverses.
« Il est assez certain que le tabes aussi bien que la
« paralysie générale sont des maladies consécutives à
« la syphilis. »

Pour Strümpell, la syphilis agirait à peu près de la
même façon que le poison diphtéritique qui après la
diphtérie produit des paralysies, etc. Elle aurait deux
influences : 1° une influence immédiate, celle des micro-
organismes, qui produirait la gomme ; 2° une influence
secondaire, consécutive, la toxine syphilitique, qui donne
les maladies nerveuses postsyphilitiques. On pourrait
ainsi s'expliquer le lien étiologique entre la vérole et
l'ataxie, le caractère du tabes comme maladie systématique nerveuse primaire : enfin la dépendance du tabes
et de la paralysie générale s'explique aussi ; ce ne sont
que des localisations diverses d'un seul et même processus.

Selon M. Charcot, chez tous les tabétiques, surtout
les personnes chez lesquelles la maladie commence dans
la jeunesse, on peut découvrir le moment héréditaire.
On peut trouver chez les parents plus ou moins proches
des tabétiques, d'autres affections nerveuses (psychoses,
hystérie, épilepsie, chorée, paralysie agitante, maladie
de Basedow, diabète, etc.). La cause originelle du tabes,
c'est le « protoplasma des éléments nerveux transformé
« de certaine manière et que le sujet apporte avec lui
« en venant au monde. » Toutes les autres causes, tant
morales que matérielles (chagrins prolongés, surmenage
intellectuel ou physique, excès vénériens, refroidissement, traumatisme, syphilis, etc.), ne sont que des
agents provocateurs qui par eux-mêmes, sans la prédisposition innée, ne peuvent produire le tabes.

Rumpf étudie les observations qu'il a recueillies. Il avait donné autrefois comme proportion, 66 % d'antécédents syphilitiques ; il croit que ce pour cent doit être plus élevé. Après avoir passé en revue l'anatomie pathologique et le traitement, il arrive aux conclusions suivantes : l'anatomie pathologique plaide aussi bien pour que contre l'origine syphilitique. Il incline vers l'opinion que la syphilis occasionne une maladie des vaisseaux, qui produirait secondairement le tabes. Le processus inflammatoire aurait pour point de départ les vaisseaux et le tissu conjonctif qui les entoure et, par la prolifération de ce dernier, les tubes nerveux seraient étouffés, comprimés.

Nägeli, dans sa thèse, fait un historique assez complet de la question jusqu'en 1884. 46 cas observés par Bernhardt et recueillis depuis sa dernière publication (mars 1884) se décomposent ainsi :

Syphilis sûre................ 12

Suspecte.................... 17

Cas négatifs................ 18

En comptant les cas certains et suspects on arrive à 60 % ; c'est le chiffre de Bernhardt. Sur 150 patients non manifestement syphilitiques ni tabétiques, 8 avaient eu sûrement la vérole, soit 5,3%; et 17 étaient suspects, soit 11,3 %.

L'auteur additionne toutes les statistiques produites avant lui : sur 1403 tabétiques 46,1 % avaient sûrement eu la syphilis et 14,5 % étaient suspects.

Sur 1450 non tabétiques 77,5 % n'avaient pas eu la vérole, 9,5 % l'avaient eu sûrement et 12,7 % étaient suspects. Si on compte les suspects des deux côtés on a la proportion de 60,6 à 22,2, d'où Nägeli conclut que parmi les tabétiques il y a beaucoup plus d'individus qui ont eu antérieurement la syphilis, que ce n'est le cas chez les non tabétiques. On doit donc accorder sans restriction à la vérole une place parmi les facteurs étiologiques du tabes.

Neumann, sur 860 malades de la maison de santé Moabit, à Berlin, a trouvé 76 syphilis secondaires (8,8 °/₀) et 147 syphilis ou chancre mou (17,2°/₀). Il estime que ces nombres sont un peu inférieurs à la réalité. Il a pris des hommes à partir de 18 ans et dans les malades âgés de plus de 50 ans il rencontre moins de syphilitiques que chez les jeunes, tandis que le nombre d'infectés devrait plutôt, au contraire, augmenter avec chaque période de 10 ans. Il compte environ 22,4 °/₀ de malades qui doivent avoir eu la syphilis ou un chancre.

M. Perret croit que M. Fournier s'est montré trop exclusif et qu'il faut être éclectique. La vérole aussi bien que le froid, le traumatisme, les excès vénériens peuvent présider au développement du tabes. Il donne 33°/₀ comme proportion de syphilitiques, sans donner le nombre de tabétiques qu'il a observés.

M. Teissier, sur 35 cas, trouve 13 fois la syphilis.

Selon lui, pour que le tabes se produise, il faudrait une tendance préexistante à la sclérose (goutte, rhumatisme, alcoolisme, saturnisme, syphilis) et une cause accessoire, condition localisatrice (coït debout, traumatisme, fatigues, hérédité).

Sur 36 cas (3 F.) observés par Bianchi, 21 avaient des antécédents syphilitiques. D'autres causes, comme l'hérédité nerveuse, le rhumatisme, agissent également.

M. E. Berger propose une théorie bulbaire du tabes. Sur 109 tabétiques, 43 °/₀ étaient syphilitiques. Dans la plupart des cas syphilitiques, le tabes débuterait par des symptômes cérébraux ; dans les cas non syphilitiques, il commencerait par des symptômes spinaux.

M. Galezowski, à propos d'un mémoire lu à l'Académie de médecine, sur les différentes variétés d'atrophie du nerf optique, dit que sur 1,029 cas d'atrophies de la papille, il en a rencontré 717 qui étaient ataxiques et chez lesquelles 496 fois la syphilis était survenue antérieurement. La variété d'atrophie tabétique que M. Galezowski décrit présenterait des lésions d'endartérite et de périartérite, une suffusion séreuse péripapillaire, qui en masque les contours et serait due à un travail inflammatoire incontestablement provoqué par la syphilis. Mais cette variété est rare puisqu'il ne l'a observée que 15 fois dans 2 ans : elle est curable.

M. Mahillon publie une observation de tabes guéri par le traitement mixte. (V. Observation XI.)

Oppenheim publie aussi une observation où le diagnostic de tabes syphilitique avait été porté, qu'une cure antisyphilitique avait d'abord amélioré, qui offrit ensuite des phénomènes de paralysie spinale spasmodique aux membres inférieurs et qui mourut à la suite d'un carcinome utérin. L'autopsie est relatée et la lésion principale est une pachyméningite et arachnoïdite gommeuse avec myélite transverse intéressant toute l'épaisseur de la moelle sur une hauteur de 2 à 3 centimètres. (V. Observation I.)

De là les conclusions d'Oppenheim :

Un ensemble de symptômes analogues à la symptomatologie du tabes peut être engendré par une affection syphilitique des centres nerveux.

Lorsque, dans le cours d'une affection qui en impose pour un cas de tabes dorsalis, une cure antisyphilitique produit des résultats salutaires, il y a lieu de mettre en doute le diagnostic de tabes vrai et de soupçonner qu'on a affaire à un cas de pseudo-tabes syphilitique.

Lorsque, chez un malade qui réalise la symptomatologie du tabes, une infection syphilitique antérieure est avérée, il y a lieu d'instituer un traitement spécifique dans le cas où des manifestations insolites, une évolution anormale, laissent à supposer qu'on se trouve en présence d'une affection syphilitique des centres nerveux : à ce propos l'auteur fait remarquer que le traitement mercuriel aggrave l'état des malades, loin de les améliorer.

Dans les cas d'évolution atypique, le diagnostic du tabes ne doit être posé qu'avec beaucoup de réserves. Une observation prolongée du malade permettra le plus souvent de trancher la difficulté.

1889. — M. De Ranse appelle l'attention sur l'observation d'Oppenheim à la Société de médecine de Paris (26 janvier). En présence des difficultés qu'il y a de déterminer les rapports de la syphilis et du tabes, il convient de recueillir soigneusement, dit-il, les observations publiées pour résoudre le problème ; il accepte entièrement les idées de l'auteur.

M. Abadie, dans la même séance, déclare qu'il reconnaît avec Fournier et la plupart des syphiligraphes que la fréquence de la syphilis est grande chez les tabétiques : mais le traitement spécifique échoue et même il est souvent plus nuisible qu'utile. Il sait bien que l'argument n'est pas péremptoire pour permettre de rejeter la syphilis de l'étiologie du tabes : la kératite parenchymateuse, par exemple, qui, depuis les travaux d'Hutchinson, appartient presque toujours sans conteste à la syphilis héréditaire tardive, se laisse peu impressionner par l'iodure et le mercure : mais il ne faut pas croire la question bien avancée, parce qu'on a établi d'une façon indéniable que la syphilis se rencontrait souvent parmi les antécédents pathologiques des ataxiques.

Gowers reconnaît la dépendance des deux maladies. Il a trouvé 55 % de syphilis dans les antécédents des ataxiques, mais croit que ce chiffre est inférieur à la vérité.

Il donne deux observations très curieuses : un enfant syphilitique de 17 ans, qui présente du tabes au début : et une fille de 15 ans, avec tabes, dents syphilitiques, kératite et choroïdite anciennes.

Neftel croit que la malaria et la cyphoscoliose appartiennent aux causes du tabes. Sur 22 cas, il y avait 30 % de syphilis et 100 % d'excès sexuels.

Strümpell expose sa théorie nouvelle sur la nature du tabes au Congrès des médecins et naturalistes allemands de Heidelberg. Fr. Schultze se rallie à son opinion.

Mayer a observé, de 1879 à 1887, 73 hommes tabétiques, dont 2 seulement niaient la syphilis. Il note 4 cas presque guéris, et d'autres nombreux très améliorés : 14 fois, à côté du tabes, il y avait des symptômes tertiaires.

Schwarz présente un rapport au Congrès des médecins praticiens de Riga (mai) sur la question du tabes spécifique. On est d'abord frappé de ceci, dit-il, c'est que aussi bien partisans qu'adversaires de la théorie ont toujours trouvé des proportions % plus élevées, à mesure que leurs recherches étaient plus récentes (Erb, Fournier, Bernhardt). Il possède 30 cas; dans quelques cas, il n'a pas pu prouver la vérole, mais il la soupçonnait fortement. Il trouve qu'on ne devrait pas ajouter de tels cas dans une statistique. Si un auteur déclare avoir 60 % de syphilis certaine, jamais il ne dit que les 40 autres n'avaient jamais été infectés. Les malades ont beaucoup plus souvent la syphilis que nous ne sommes en état de le prouver.

A propos de l'anatomie pathologique, Schwarz déclare qu'on avance deux choses qui ne sont pas exactes :

1° que l'anatomie pathologique du tabes et complètement connue et qu'il s'agit d'une maladie systématique primaire; 2° que nous connaissons les influences du virus syphilitique, dans toutes ses variétés.

D'autres poisons amènent des maladies systématiques : le plomb produit un poliomyélite antérieure, le lathyrus, une paralysie spinale spastique, le seigle et la diphtérie, le tabes. Comment expliquer qu'ils produisent des maladies systématiques?

Il se rallie à la théorie de Rumpf, que la lésion a son début dans les vaisseaux et que le tissu conjonctif, qui est sous-jacent, prolifère et étouffe les tubes nerveux. Il se base pour admettre cette théorie, sur ce que Rumpf, dans des coupes longitudinales de moelle tabétique, aurait trouvé les vaisseaux beaucoup plus altérés que dans les cas où la lésion aurait été une simple dégénérescence secondaire. Aussi à propos du traitement, on ne peut pas demander qu'une dégénération de fibres, produites par étranglement, à la suite d'une infiltration syphilitique, disparaisse à la suite du mercure ou de l'iodure. Le vaisseau syphilitique et les infiltrations peuvent guérir ou s'améliorer, mais la dégénérescence subsiste. D'ailleurs d'autres affections syphilitiques non douteuses bravent le traitement.

Cliniquement, on peut aussi expliquer pourquoi les tabétiques des stades tardifs subissent une aggravation par le mercure. On sait, en effet, que les tabétiques sont très sensibles à des désordres très faibles, à de légers changements de température, à de faibles efforts, etc. Sous l'influence d'une cure de mercure, ce dernier médicament cherche à modifier les tissus de l'individu atteint. Il est rationnel d'admettre qu'il en est de même ici, que lorsque agissent la température, la fatigue, etc.

M. Leloir, au congrès international de dermatologie et de syphiligraphie tenu à l'hôpital Saint-Louis, signale un cas de tabes antérieur d'au moins 5 ans à une syphilis confirmée.

M. Fournier répond qu'un fait analogue a été produit par M. Debove. Ces faits n'auraient d'importance que si l'on avait considéré la syphilis comme la cause unique, exclusive. Personne, dit M. Fournier, n'a émis semblable opinion. Lui-même a dit et écrit que la syphilis sert d'origine au tabes dans la plus grande majorité des cas et qu'elle en est l'affluent principal.

D'après M. Minor, les auteurs ont pris jusqu'à présent les données les plus diverses pour arriver à résoudre la question de l'étiologie du tabes. On a comparé la fréquence de la syphilis dans d'autres maladies, on a pris en considération la syphilis héréditaire, le sexe, la position sociale, les conditions de famille, l'âge, la profession, les excès vénériens, l'hérédité, etc. ; mais on n'a pas encore fait mention de la nationalité des individus examinés. M. Minor fait un parallèle entre les Juifs et les Russes : Les premiers quoique prédisposés aux affections nerveuses, subissant moins souvent les atteintes de la syphilis, souffrent, dans un même rapport, moins souvent du tabes.

« Si le développement du tabes et de la paralysie
« générale était soumis aux mêmes lois que celui de
« l'hystérie, de la neurasthénie et de quelques psychoses,
« c'est précisément chez les Juifs que nous trouverions
« le maximum de cas de tabes et de paralysie générale :
« C'est pourquoi nous devons croire que la condition
« fondamentale pour le développement du tabes et de
« la paralysie générale n'est pas une tendance innée
« aux affections nerveuses et mentales, mais la syphilis. »
M. Minor serait disposé à se rallier à la doctrine de Strümpell et à considérer le tabes comme une affection

nerveuse postsyphilitique analogue aux paralysies et
ataxies postfébriles, post-diphtéritiques etc. Les diverses
intoxications de l'organisme se manifestent, en général,
dans le système nerveux, par une lésion des nerfs périphériques et aussi, plus souvent qu'on ne le croit, par
une lésion des faisceaux postérieurs de la moelle
(empoisonnement par l'alcool, le plomb, la diphtérie, etc.)
et il conclut que les fibres des cordons postérieurs semblent être une place du système nerveux central tout
particulièrement prédisposée à subir l'influence des
affections toxiques et épuisantes de l'organisme et par
cela même, elles ont une grande analogie, en ce qui
concerne cette réaction, avec les nerfs périphériques.

Eisenlohr décrit deux cas dans lesquels on dia-
gnostique tabes dorsal pendant la vie et qui n'étaient
que de la méningo-myélite. (V. observation III et IV.)

· 1890. — MM. Fournier et Dieulafoy ont observé
un malade atteint d'accidents cérébro-spinaux de forme
tabétique qu'un traitement spécifique a guéri. (V. observation XII.) « Si les symptômes, dit M. Fournier, avaient
« été répartis dans un laps de temps de 2 ou 3 ans, le
« diagnostic d'ataxie locomotrice se serait évidem-
« ment imposé de lui-même : il n'y a pas de raison
« de le repousser et l'on peut conclure, je crois, que
« nous ne sommes pas impuissants dans le tabes pris à
« son début. »

Gerlach, dans sa thèse sur les rapports de la syphilis au tabes et à la paralysie générale, considère les
statistiques et croit qu'il y a un lien entre ces affections. Sur 41 tabétiques (5 femmes), 22 étaient syphilitiques certainement et 10 vraisemblablement.

Des 5 femmes 3 étaient sûrement syphilitiques et 1
vraisemblablement.

De quelle manière la syphilis amène-telle le tabes et

la paralysie générale? il se rallie à la théorie de Strümpell.
Ces affections sont des maladies nerveuses postsyphilitiques produites par la toxine spécifique.

Pourquoi le tabes et la paralysie générale ne survien-
nent-ils pas plus souvent chez les syphilitiques ? C'est
qu'il faut une prédisposition spéciale pour cela, prédisposition héréditaire (hérédité nerveuse) ou acquise
(refroidissements, efforts, etc).

Vermel déclare qu'on ne connaît pas un cas de tabes
véritable guéri par les antisyphilitiques.

D'après les expériences de Mendel, la paralysie générale serait due à l'hyperémie fréquente du cerveau et le
mercure peut être nuisible parce que c'est un poison
du système vasculaire. Le tabes n'est pas un symptôme
de la syphilis, mais une tout autre maladie dans l'origine de laquelle la syphilis joue un rôle indirect. La
syphilis provoquant des troubles de nutrition du système nerveux, les autres causes nuisibles que subit un
syphilitique, font paraître chez lui plus facilement le
tabes que chez un individu qui n'a jamais eu la syphilis.
Le mercure peut créer des troubles vasculaires et aggraver la maladie.

1891. — MM. Bitot et Sabrazès, dans un travail
étranger à la question, qui traite de l'analgésie et de
l'atrophie des testicules dans l'ataxie locomotrice progressive, ont trouvé, sur 37 cas, 15 syphilitiques et
4 douteux.

M. Ferras dans une communication faite à la société
de dermatologie (avril) déclare que sur 58 tabétiques il
a observé 53 syphilitiques.

Au 4ᵉ Congrès des médecins russes à Moscou (janvier),
M. Tarnowsky fait une communication sur la
syphilis cérébrale, son diagnostic et son rapport avec
les autres maladies nerveuses.

Ce ne sont pas les antécédents, dit-il, mais bien l'étude des manifestations nerveuses elles-même, leur développement, les particularités de leur évolution qui peuvent éclairer l'étiologie du tabes. Chez bon nombre de tabétiques chez lesquels il est survenu dans le cours de cette affection des symptômes syphilitiques incontestables sur la peau, les os, les muscles, etc., une cure mercurielle donne de l'aggravation des phénomènes tabétique et une marche plus rapide du processus. Par contre, sans ce traitement, il a vu souvent la maladie enrayée chez des tabétiques chez lesquels la syphilis existait dans les antécédents. Selon lui, l'apparition du tabes chez les syphilitiques tient à l'action déprimante que la syphilis exerce sur l'organisme. La prédisposition existe depuis la naissance et ne serait mise en jeu que par la syphilis.

Ce n'est pas simplement à la suite de la vérole que peuvent se développer, dans le système nerveux, des processus nerveux n'ayant rien de commun avec cette maladie ; mais, dans le cours même de la syphilis et surtout de la syphilis cérébrale, on voit se produire des phénomènes nerveux d'une tout autre nature, qui ne sont pas des manifestations de cette maladie, mais la suite d'une disposition héréditaire, de l'alcoolisme, du traumatisme, etc. A la suite de ce rapport, s'engage une discussion. Entre autres :

Minor répond qu'il ne croit pas que tous les tabétique et paralytiques généraux soient atteints de syphilis du système nerveux, mais il ne se croit pas autorisé à rejeter complétement le mercure : il est d'avis de l'essayer au début. Quelques symptômes, hémiplégie, paraplégie, et la plupart des paralysies oculaires sont manifestement d'origine syphilitique.

Sikorsky s'élève contre le traitement mercuriel,

qu'il considère comme très nuisible. Le mercure agit sur le système nerveux et ne fait qu'aggraver l'état.

M. Marinesco dans un rapport lu au Congrès des naturalistes allemands à Halle, se basant sur l'histologie pathologique de 4 cas de syphilis du système nerveux, donne une théorie du tabes.

Les lésions des vaisseaux sont de deux ordres chez les syphilitiques :

1° Elles ont un caractère inflammatoire, c'est l'artérite syphilitique commune ;

2° On observe parfois un épaississement hyalin de la paroi vasculaire (qu'il compare à la dégénérescence amyloïde), avec oblitération particlle de la lumière du vaisseau ; la lésion est dégénérative.

Chez les syphilitiques, les lésions du système nerveux sont tantôt produites par des désordres circulatoires que déterminent les altérations des vaisseaux (lésion secondaire), tantôt produites directement par le virus syphilitique (lésion primaire).

La lésion primaire est purement dégénérative ; il n'y a pas que la syphilis qui produise cette lésion ; d'autres conditions pathologiques peuvent la déterminer (anémie diabète, alcoolisme, maladie d'Addison, empoisonnement par l'arsenic, etc.) et c'est naturellement le tissu nerveux prédisposé, qui est atteint en première ligne. On pourrait donc admettre des formes toxiques de tabes dont la syphilis serait la plus fréquente.

En outre, d'après M. Marinesco, la dégénération des fibres nerveuses tiendrait à un désordre primaire de leur centre trophique. Cela n'est pas prouvé pour le tabes, mais on peut le déduire par comparaison avec d'autres poisons, qui agissent d'abord sur les cellules des ganglions spinaux.

En dehors de la lésion dégénérative, il y a anatomiquement une forme hyperplasique de tabes syphilitique (pseudo-tabes, myélite syphilitique des cordons posté-rieurs) qui n'a pas les caractères du tabes ordinaire, car elle en diffère par le développement et la marche : elle est, de plus, curable.

Hirt considère le tabes comme une maladie générale du système nerveux. La dégénérescence, résultat d'une destruction de l'élément nerveux combinée au déve-loppement exagéré du stroma conjonctif, a une nature intime qui nous échappe et son point de départ se trouve dans une prédisposition individuelle, soit congénitale, soit acquise par le fait de la syphilis. La prédisposition congénitale ne suffit pas à elle seule. L'altération que produit la syphilis peut à elle seule constituer une cause suffisante de l'apparition du tabes. Quant à la façon dont se produit l'altération du système nerveux, l'opinion qui paraît la plus vraisemblable c'est que cette altération est une conséquence des lésions vasculaires que la syphi-lis y détermine. On comprend ainsi comment il est possible que 10, 15 ans et même plus, peuvent se passer entre le moment de l'infection et les premières mani-festations du tabes ; la diminution de l'apport sanguin pouvant n'avoir de conséquences anatomiques sérieuses qu'au bout d'un temps relativement long.

Erb a observé 370 cas depuis 1883. Il a vu parmi ces 370 cas, 225 syphilis secondaires : parmi les autres cas qu'il considère également comme syphilitiques, parce qu'il y a observé des chancres, avortements, etc., 66 au plus peuvent être syphilitiques.

Sur 19 femmes, il y avait 9 syphilis secondaires et 8 très vraisemblables.

Erb compte, en additionnant les statistiques qu'il a publiées précédemment avec celle-ci, 89,2 % de syphi-lis chez les ataxiques.

Sur 5500 malades divers, dans lesquels ne sont pas compris les cas de tabes et de syphilis simple, 12,1 % avaient eu des accidents secondaires et 10,4 % seulement un chancre.

L'auteur a également recherché la fréquence des autres facteurs étiologiques. 27 fois % on ne trouvait que la syphilis ou des chancres seuls et aucun autre facteur.

L'hérédité directe a été notée 2 fois sur 275 cas ; la tare neuropathique 77 fois sur 271 (28 %) et le nervosisme 105 fois sur 351 cas (42 %).

Dans 4 cas, la syphilis était encore en évolution.

Erb a vu 3 fois la syphilis et l'ataxie survenir chez des époux, et parmi 51 officiers ou militaires, 49 avaient eu la vérole (40) ou chancre et blennorrhagie (9).

Il considère le chiffre 22,5 % de syphilis qu'il a trouvé chez les non tabétiques comme trop fort. Il s'agit en somme d'une statistique prise sur des malades, et il est pour lui très vraisemblable que les syphilitiques sont plus souvent malades. Les conclusions sont :

Il n'y a, pour ainsi dire, que les personnes qui ont eu la vérole qui courent le danger de devenir tabétiques.

La syphilis est de beaucoup la plus fréquente et la plus importante cause de tabes ; à côté d'elle les autres facteurs étiologiques ne jouent qu'un rôle de sous-ordre et n'ont une influence assez certaine pour faire naître le tabes qu'associés avec la syphilis.

Il y a des cas où, malgré la recherche la plus minutieuse, on ne trouve pas trace de syphilis acquise ou héréditaire, ce qui n'infirme pas l'opinion de Möbius et Hirt qui pensent qu'on doit voir dans tout tabétique un syphilitique.

Ziemssen, dans une note sur l'étiologie du tabes,

dit, à propos du résultat soi-disant négatif du traitement, que la conclusion des adversaires du tabes spécifique n'est pas admissible, pour deux raisons :

1° Le processus syphilitique peut avoir causé de si grands désordres qu'une cure anti-syphilitique peut bien amener un arrêt ou une amélioration, mais non *restitutio ad integrum;*

2° Que généralement le traitement spécifique est trop faible dans bon nombre de cas.

Minor, étudiant les paraplégies et hémiplégies dans le tabes, dit que ces symptômes pourraient appartenir plutôt à la syphilis. Les paralysies nucléaires peuvent être attribuées à l'une ou l'autre de ces maladies. Certaines formes cliniques de l'ataxie sont constituées d'éléments complexes : lésions syphilitiques vraies, et lésions et altérations post-syphilitiques. A côté des hémiplégies, paraplégies, paralysies oculaires, peut-être faudrait-il encore ranger les névrites comme accidents établissant la liaison entre la syphilis et le tabes.

Un de ses malades présentait la triple association : névrite, syphilis et tabes. L'efficacité du traitement spécifique est absolument subordonnée à la prédominance des lésions vraiment syphilitiques ou des lésions banales de sclérose post-syphilitique.

Adamkiewicz, dans une publication qu'il intitule « Forme curable du tabes », cite 2 cas d'ataxie d'origine syphilitique guéris. Le tabes syphilitique existe réellement ; ses symptômes sont : ataxie, diminution notable de motilité musculaire, qui amène en peu de temps la paraplégie, et absence de tout trouble subjectif de la sensibilité. Il est important de connaître cette forme de tabes, parce qu'elle paraît seule curable. Même chez un individu ayant eu la syphilis, tout tabes n'est pas nécessairement syphilitique et, dans ces cas, il est évident que le traitement spécifique sera sans aucune utilité.

M. Gajkiewiicz, en 1892, dans son traité de la syphilis du système nerveux, donne une idée très nette de la question. Les partisans de l'opinion du tabes syphilitique qui manquent de preuves incontestables anatomo-pathologiques, s'appuient sur les antécédents et sur les résultats du traitement antisyphilitique. Les adversaires affirment que, bien que souvent la syphilis soit fréquente dans les antécédents des sujets atteints de tabes, ils ne peuvent pas la reconnaître comme une cause déterminante et, s'appuyant sur leurs observations, doutent du traitement iodo-mercuriel.

Cette question est surtout controversée, parce qu'il n'y a pas accord sur la lésion du tabes elle-même, et qu'il y a des cas produits par une lésion syphilitique qui se présentent sous un tableau plus ou moins rapproché du tabes (pseudo-tabes syphilitique). Il a observé 400 cas environ et, presque dans 90 % des cas, les antécédents étaient syphilitiques. Une chose l'étonne, c'est que le tabes est rare chez la femme, quoique la syphilis ne soit pas une rareté chez elle.

M. Gajkiewicz est du même avis que Minor sur deux points : que les maladies du système nerveux sont fréquentes chez les Juifs et qu'au contraire le tabes y est rare (13 cas sur 400). Par contre il ne partage pas l'opinion de ce dernier auteur, ni celle de Kozewnikoff et Korsakoff, au sujet de la fréquence de la syphilis chez les Juifs et trouve que cette dernière maladie est aussi fréquente chez eux que chez les Russes. Aussi arrive-t-il à une conclusion opposée à celle de Minor à ce point de vue.

M. Gajkiewicz considère que, pour que la question de la dépendance pathologique soit résolue positivement, il faudrait démontrer :

1° Ou que la syphilis peut attaquer primitivement le parenchyme de la moelle ;

2° Ou que le point de départ des affections systématiques de la moelle peut être la névroglie.

M. P. Marie croit que le tabes débute dans les cellules ganglionnaires (ganglions spinaux, et cellules ganglionnaires périphériques) et que c'est la toxine syphilitique qui agit sur ces cellules.

M. Raymond, dans une leçon publiée dans le *Progrès médical*, le 11 juin 1892, sur l'étiologie du tabes, trouve que la question, pour n'être pas définitivement résolue, a cependant progressé, en ce sens que la présomption en faveur de la syphilis a gagné du terrain. Il cite plusieurs statistiques, entre autres de MM. Erb, Strümpell, Nonne, Rumpf, où il y a une forte proportion de syphilitiques ; mais, à notre avis, M. Raymond n'insiste pas assez sur ce point que les chiffres élevés de ces statistiques sont dus en partie à ce que quelques-uns de ces auteurs y comprennent les chancres mous.

Lui-même a observé environ 90 °/₀ de syphilitiques parmi les tabétiques. Cette leçon, au point de vue des arguments tirés de l'anatomie pathologique et du traitement, sera complétée plus tard.

Il n'est pas prouvé, ajoute l'auteur, mais il est extrêmement vraisemblable que la syphilis a une part directe ou indirecte au développement du tabes dorsalis, quand cette maladie se montre chez un syphilitique.

STATISTIQUES

Tout d'abord, il nous est facile de réfuter l'opinion de quelques auteurs (Möbius, Hirt, Erb), qui croient que le tabes est toujours d'origine syphilitique. On a vu des tabétiques contracter la syphilis (faits de M. Debove et de M. Leloir).

Nous allons maintenant examiner dans quelles proportions les antécédents syphilitiques existent chez les ataxiques.

A l'exemple de plusieurs auteurs, nous assemblerons les statistiques que nous avons pu rencontrer, et après les avoir additionnées, nous chercherons quelle est la moyenne de syphilis certaines ou probables sur 100 cas.

Nous ne ferons entrer en ligne de compte que les statistiques produites à partir de 1879, époque où, depuis quelques années, l'attention avait déjà été attirée sur la fréquence de la syphilis parmi les antécédents des ataxiques. De plus, nous écartons quelques statistiques qui nous ont paru beaucoup trop au-dessous de la vérité (J. Ferry, Sanitätsbericht, etc.).

Par contre, nous ne compterons pas, parmi les syphilis suspectes, les cas de chancres mous relatés par quelques auteurs, lorsque ces derniers les auront formellement indiqués. Quelques observateurs ont réuni les chancres indurés sans accidents secondaires et les chancres mous, sans donner les nombres exacts de chacun d'eux : dans ces cas, nous compterons tous ces chancres comme véroles suspectes. Enfin nous ne mentionnerons pas les chiffres pour cent que donnent les auteurs, lorsque ceux-ci ne donnent pas le nombre exact des cas qu'ils ont observés (Strümpell, etc.).

AUTEURS	NOMBRE DES CAS	CHANCRE ET ACC. SECOND.	VÉROLE SUSPECTE
Caizergues	14	8	
Fischer	26	4	3
Gesenius	60	12	
L. Meyer	19	0	
Westphal	75	11	
Müller	24	9	
Reumont	35	30	6
Gowers	33	18	5
Rosenthal	105	19	
Landouzy	9	0	3
Féréol	11	5	
Siredey	10	8	
Quinquaud	21	21	
Cayla	8	1	
Rehlen	35	8	
Pusinelli	51	16	2
Buzzard	100	45	
Rumpf	27	18	
Landouzy et Ballet	138	31	12
Oppenheim	100	11	19
Bernhardt	125	43	21
Remak	101	25	9
Möbius	18	13	3
O. Berger	214	66	
Weber	17	3	2
Seguin	54	16	23
Birdsall	42	4	
Webber	37	7	13
Rockwell	44	17	
Althaus	66	56	
Petrone	50	24	4
Hoffmann	50	15	
Oehmke	24	12	
Eisenlohr	40	12	9
Fournier	249	231	
Eulenburg	125	29	
Voigt	220	134	39
Belugou	32	14	4
Nägeli	46	12	16
Teissier	35	13	
Bianchi	36	21	
E. Berger	109	47	
Galezowski	717	496	
Neftel	22	7	
Mayer	100	88	
Gerlach	41	22	10
Ferras	58	53	
Bitot et Sabrazès	37	15	
Erb	579	346	174
	4190	2116	391
Pour	100	50,5 °/₀	9,5 °/₀

Comme on le voit, sur 4190 cas, 2116 avaient eu presque certainement la syphilis et 391 en étaient plus ou moins soupçonnés, ce qui nous donne comme moyenne pour 100 cas : 50,5 syphilis certaines et 9,5 véroles suspectes.

Si nous réunissons de même les contre-épreuves :

AUTEURS	NOMBRE DES CAS	CHANCRE et accid. secondaires	VÉROLE SUSPECTE
Erb	5.500	666	572
Neumann.............	860	76	71
Lewinsky............	620	47	63
Nägeli..............	150	8	17
Perl................	100 (tub.)	8	18
	7.230	805	741
Pour.....	100	11,13 °/o	10,24 °/o

Chez des individus de plus de 18 ans, non affectés de tabes ou ne venant pas faire soigner une syphilis, nous ne trouvons que 11 °/o syphilis certaines et 10 °/o suspectes.

Donc, d'un côté 50 à 60 °/o, de l'autre 11 à 21 °/o.

La syphilis est donc plus fréquente chez les tabétiques, qu'elle ne l'est ordinairement. Cela veut-il dire, comme Erb l'a énoncé, que « tout individu, qui n'a pas eu la syphilis, ne court pour ainsi dire pas la chance de devenir tabétique ? » Nous sommes loin de le penser. Ce chiffre 50 à 60 °/o, s'il diffère de 11 à 21 °/o, diffère également de 90 et 93 °/o, nombre que MM. Fournier, Erb, Althaus, Quinquaud, etc., ont trouvé.

Quelques-uns de ces auteurs paraissent être à l'abri de tout reproche, au point de vue du diagnostic de syphilis, mais s'ils ont vu tant de tabétiques syphilitiques, cela tenait peut-être au milieu d'où ils tiraient leurs observations.

Quant à MM. Erb, Séguin, qui sont unicistes et qui admettent aussi bien le chancre mou que le chancre induré, comme accident primitif de la syphilis constitionnelle, les nombres qu'ils ont trouvés sont en réalité beaucoup moindres ; si on retire de leur statistique les cas qui paraissent être de la chancrelle, elle tombe à un chiffre qui est bien près du nôtre. Cette moyenne à laquelle nous aboutissons, est celle de beaucoup d'auteurs : rappelons que M. le Dr Nägeli, en 1887, sur 1403 cas a trouvé une moyenne de 46 syphilitiques avérés °/$_0$ et 14 à 15 °/$_0$ suspects.

Arrivons maintenant aux arguments pour ou contre les résultats de cette statistique, qui paraissent avoir le plus de créance. Le tabes est beaucoup plus rare chez les hommes, a-t-on dit : pourquoi ? A cela, les partisans de la théorie du tabes spécifique répondent que c'est parce que la syphilis est aussi plus rare chez les femmes que chez les hommes. Voyons ce que donne la statistique.

AUTEURS	NOMBRE DES CAS DE TABES (H. et F.)	NOMBRE des FEMMES ATAXIQUES
O. Berger	185	40
Westphal	75	20
Remak	52	5
Bernhardt	67	9
Fournier	103	4
Voigt	52	5
Pusinelli	88	7
Remak	64	15
Eisenlohr	46	11
Rockwell	44	6
Hoffmann	50	12
Oehmke	24	6
Eulenburg	125	19
Bianchi	36	3
Gerlach	36	5
Erb	370	19
Rosenthal	63	19
	1482	205
Pour	100	13,83

Sur 1482 tabétiques chez lesquels on avait noté le sexe, il y avait 205 femmes, c'est-à-dire 13 %. D'autre part MM. Fournier et Erb nous disent que la syphilis est 8 à 10 fois plus rare chez la femme. Il pourrait donc se faire que ce soit la raison pour laquelle on rencontre moins d'ataxiques dans le sexe féminin. Cherchons à nous en assurer par une nouvelle statistique et relevons le nombre de femmes infectées, parmi celles qui sont tabétiques.

AUTEURS	NOMBRE des Femmes tabétiques	CHANCRE avec ACC. SECOND.	VÉROLE SUPERBE
Westphal	20	0	0
Bernhardt	9	0	0
Remak	5	0	0
L. Meyer	19	0	0
Pusinelli	5	2	»
Erb	13	5	3
Remak	15	0	0
Eisenlohr	11	1	4
Mœbius	5	4	»
Rockwell	6	2	»
Hoffmann	12	1	1
Mœbius	13	9	3
Eulenburg	19	1	1
Minor	8	7	»
Erb	19	9	8
Gerlach	5	3	1
	185	45	22

Sur 100 femmes tabétiques, 24 sont certainement syphilitiques, et 36 ont eu la syphilis avec plus ou moins de certitude. Nous savons bien que chez la femme, il est difficile d'obtenir une anamnèse sûre, que quelques-unes d'entre elles ne veulent pas avouer ou même peuvent peut-être avoir ignoré leur maladie. Il n'en est pas moins vrai que de ce chiffre 36, à 60, nombre des hommes syphilitiques et ataxiques, il y a une différence notoire et, si on ne veut se fier qu'à ce résultat, on pourrait conclure que sur deux syphilitiques, homme et femme, la femme a moins de chance de devenir tabétique que l'homme. Cela prouverait qu'il y a tout au moins un autre facteur que la syphilis dans la production du tabes et que ce facteur agit plus souvent que la syphilis dans le sexe féminin.

Un autre argument avait été donné par Minor, qui avait remarqué que les Russes, plus souvent syphilitiques que les Juifs, étaient aussi plus fréquemment affectés de tabes, dans la même proportion, quoique la syphilis du système nerveux fût très fréquente parmi la race juive. Il concluait que c'était la syphilis qui était cause de ce fait. Mais Gajkiewicz a bien trouvé que les Juifs étaient plus rarement atteints d'ataxie, mais il a remarqué qu'ils contractaient tout aussi souvent la vérole que les Russes, et il arrive par conséquent à la conclusion opposée.

Il nous reste maintenant à dire quelques mots d'une objection sur laquelle les auteurs n'ont pas beaucoup insisté. On a voulu expliquer la fréquence de la syphilis chez les tabétiques par la différence de milieu dans lequel se faisaient les différentes observations. Les grandes villes devaient notamment contenir plus de syphilis que les campagnes et le pour cent des tabétiques syphilitiques être par conséquent plus élevé là que partout ailleurs. Tel auteur, spécialiste à Paris ou à Aix-la-Chapelle, devait avoir affaire plus souvent à des syphilitiques; tel autre ne se basait que sur la présence d'un chancre, les avortements chez la femme, etc., pour diagnostiquer la syphilis. Sans contester la valeur de ces objections, il y en a une autre sur laquelle nous voulons appeler davantage l'attention, nous réservant d'ailleurs d'y revenir plus loin. C'est que quelques syphilitiques ont été accusés de tabes, sous prétexte qu'ils présentaient

un ou plusieurs symptômes de l'ataxie locomotrice.
M. Reumont, par exemple (Aix-la-Chapelle), a publié une
série de cas, améliorés ou guéris par le traitement spécifique, que des Allemands partisans de la doctrine du
tabes syphilitique (Erb, Rumpf, Mòbius, etc.) ont trouvés eux-mêmes *atypiques*. D'autres, en France comme à
l'étranger, ont publié des observations de tabes syphilitique guéri, qui souvent, disons-le de suite, n'étaient
que des manifestations de la syphilis affectant les
méninges et la moelle, mais non le tabes dorsal vrai.

Si l'on tient compte de tout cela, on voit qu'il est bien
difficile de nous renseigner exactement, sur la dépendance qu'il peut y avoir entre le tabes et la syphilis,
par les statistiques qui ont été publiées à ce point de
vue.

CHAPITRE III

Anatomie pathologique

TABES. — La question de la dépendance du tabes et
de la syphilis a surtout été controversée parce qu'on
n'est point d'accord sur les lésions mêmes du tabes.
Nous ne reproduirons ici que les grandes lignes de l'a-
natomie pathologique de cette maladie, pour le besoin
de notre sujet.

On sait aujourd'hui que les lésions de l'ataxie locomotrice progressive intéressent inégalement la moelle épinière, le mésocéphale, l'encéphale, le grand sympathi-
que et les nerfs ; néanmoins ce sont les lésions médullaires les plus constantes et les plus caractéristiques, et
ce sont elles que nous étudierons tout d'abord et le plus
longuement.

MM. Charcot et Pierret avaient déjà montré que l'altération débutait dans les bandelettes externes. D'autres auteurs après eux ont aussi insisté sur ce début, et
récemment M. Raymond, dans un mémoire remarqua-
ble, où il a rassemblé et comparé les cas connus de
tabes au début dont on a pu faire l'autopsie, a trouvé
que, dans la première période de tabes, la lésion se
cantonnait dans le centre des cordons postérieurs, sous
forme d'une traînée dans le cordon de Burdach (zone
radiculaire moyenne ou bandelette externe). Cette bande
scléreuse est tout à fait limitée et n'empiète, ni en avant
sur la zone antérieure de Westphal, ni en dehors sur

la zone qui borne la corne, ni en dedans sur le cordon de Goll, ni en arrière sur les parties marginales contiguës aux méninges.

Bientôt après, outre la sclérose des faisceaux de Burdach, existe une mince bandelette scléreuse attenant de chaque côté à la scissure médiane, au niveau du centre ovale de Flechsig, et cette bande étant reliée à la précédente par une strie oblique, il en résulte que la sclérose revêt alors l'aspect d'un M sur une coupe transversale.

Plus ancienne, la maladie envahit le cordon de Burdach tout entier, puis le cordon de Goll, etc.; finalement, les cordons postérieurs dans presque toute leur étendue, y compris la zone postéro-latérale, marginale, de Lissauer sont entièrement altérés, sauf pourtant la partie la plus antérieure de la zone marginale de Westphal.

A cette période de l'affection, les lésions qui occupent le plus souvent la région lombaire vont en s'effilant, à mesure que l'on s'écarte de leur foyer principal, tant vers les parties inférieures que vers les parties supérieures. De ce côté, l'altération du faisceau de Burdach est de moins en moins accentuée et diminue de bas en haut; elle augmente au contraire dans le faisceau de Goll, où elle va s'élargissant à mesure que l'on remonte vers les parties supérieures : la raison de ce fait, c'est que, pour les cordons de Goll, il s'agit d'une dégénérescence secondaire.

La *substance grise de la moelle* ne reste pas intacte ; d'après Pierret, Weigert, Lissauer, les colonnes de Clarke seraient toujours altérées dans le tabes à son début. On constaterait à leur niveau de la dégénération du réseau nerveux fibrillaire. Les troubles de la substance grise antérieure ne surviennent, eux, qu'à titre de trouble accidentel.

L'altération *des racines postérieures* correspondant aux régions malades avait déjà frappé les anciens observateurs ; ces racines sont plus grêles que celles des régions saines, et que les racines antérieures qu'elles dépassent en grosseur à l'état sain ; elles sont aussi plus grises et demi-transparentes. Cette altération est fréquente, mais il existe des faits incontestables, dus à MM. Pierret et Westphal, où les racines postérieures étaient indemnes, au début ; M. Raymond n'a pas manqué de noter cette particularité.

Les ganglions rachidiens présentent une altération plus inconstante encore, et Vulpian déjà insistait sur l'intégrité qu'ils présentaient dans les examens qu'il en avait faits.

Les lésions des *nerfs sensitifs*, pour fréquentes qu'elles soient, ne peuvent être considérées comme constantes. Mises en relief par M. Déjerine, elles ont été aussi observées par MM. Pierret, Westphal, Pitres et Vaillard. Mais on ne peut pas leur attribuer une importance capitale, car elles peuvent faire défaut, ainsi que cela résulte des observations d'Oppenheim, Siemerling et Raymond.

Dans le *bulbe,* ce sont tantôt les cordons grêles continuant les cordons de Goll, tantôt les cordons cunéiformes faisant suite aux faisceaux de Burdach, qui sont affectés. Dans le premier cas, c'est de la dégénérescence secondaire, dans le second cas seul il s'agit de la lésion tabétique.

Du côté de la substance grise bulbaire, on a signalé des atrophies portant sur la plupart des noyaux d'origine des nerfs crâniens : trijumeau, hypoglosse, spinal, auditif. (Westphal, Hayem, Pierret, Fournier, Koch et Marie, Raymond et Arthaud, Ballet et Minor, Marie et Onanoff.)

Quant aux lésions *protubérantielles et pédonculaires* des

noyaux d'origine des nerfs oculo-moteurs, elles se voient plus souvent encore. (Obs. : de Erb, Gowers, Hutchinson, Kahler, Buzzard, Westphal.)

Les *nerfs moteurs* ont été parfois trouvés dégénérés, il existait en même temps de l'amyotrophie : les cellules des cornes antérieures étaient tantôt altérées, tantôt paraissaient intactes.

Les divers *nerfs crâniens* sensitifs ou moteurs (trijumeau, hypoglosse, auditif, nerfs oculaires et optiques) ont été aussi trouvés lésés, avec ou sans altération histologique appréciable de leur noyau.

A signaler enfin les altérations dans l'écorce grise des *circonvolutions cérébrales* des régions *postérieures et inférieures des hémisphères* décrites par Jendrássik et Kahler, et plus ou moins analogues à celles que Mendel a attribuées à la paralysie générale.

Quelques mots maintenant sur la *nature histologique* :

Les *nerfs périphériques et les racines rachidiennes* présentent de la névrite dégénérative : disparition des fibres à myéline qui sont remplacées par des gaines vides avec multiplication plus ou moins abondante des noyaux.

Les *lésions nucléaires* sont caractérisées par la diminution, l'atrophie, la déformation des éléments cellulaires.

Le *nerf optique*, qui diffère des nerfs périphériques en ce que les fibres nerveuses qui le composent sont dépourvues de gaine de Schwann, ce qui le rend tout à fait semblable aux cordons de la moelle, présente les mêmes altérations que ceux-ci.

Dans les *faisceaux blancs,* on constate, au début, la fragmentation de la myéline des tubes nerveux (la disparition des cylindres-axes ne vient qu'ensuite) et la prolifération de la névroglie, avec multiplication assez peu abondante de ses noyaux. Les vaisseaux sont le plus souvent atteints d'endo-périartérite ; mais dans plusieurs cas de tabes incipiens, la lésion vasculaire a manqué. Depuis les affirmations de Weigert, Achart, Dana, il ne semble pas qu'il soit possible de discuter et de nier qu'il s'agit ici d'une sclérose névroglique *identique dans sa nature* à celle des autres scléroses de la moelle (maladie de Friedreich, sclérose en plaques, etc.).

Les recherches de Flechsig sur le développement embryogénique des cordons postérieurs de la moelle, l'ont amené à conclure que les cordons comprennent dans leur masse quatre systèmes distincts, eu égard aux époques où les fibres qui les composent s'entourent d'une gaine de myéline (apparition considérée comme marque de développement complet de ces éléments). Il a constaté que les quatre systèmes de fibres se développent à des époques différentes, et que les lésions initiales du tabes se trouvent toujours localisées à l'un de ces systèmes (zone radiculaire moyenne et zone radiculaire médiane) de fibres, dont le développement embryonnaire est synchrone ; que de plus, même l'évolution pathologique suit pas à pas les stades du développement embryonnaire. C'est successivement, et dans l'ordre où elles sont apparues dans la vie fœtale, que les diverses parties des cordons postérieurs sont envahies par les lésions.

On peut donc conclure avec M. Raymond :

1° Les lésions spinales du tabes dorsalis vrai peuvent exister indépendamment de toute altération des méninges et des nerfs périphériques ;

2° Au début de la maladie, la topographie de ces lésions, quoique sujette à des variations individuelles, présente cependant une assez grande uniformité ;

3° Le tabes dorsalis vrai est une affection systématique des centres nerveux, dans le sens attribué à ces mots par Flechsig, c'est-à-dire une lésion circonscrite à un système de fibres présentant un développement embryogénique synchrone.

Quelle est la *pathogénie* de ces lésions, la *nature anatomique* du tabes ? Les théories ici sont nombreuses : nous avons vu que les parties du système nerveux passibles d'altérations sont en assez grand nombre ; on a voulu attribuer en propre à chacune d'elles le point de départ du tabes. De là les théories : cérébrale, bulbaire, névrosique, ganglionnaire, spinale, etc.

Nous passerons en revue rapidement les principales de ces théories :

Rindfleisch croyait que la sclérose postérieure était la conséquence d'une *méningite.*

Une affection *des vaisseaux*, telle serait la provenance du tabes selon Ordonez, Adam Kiewicz, Buzzard, Rümpf, Hip. Martin, etc. Cela est impossible pour Flechsig : « Il n'est plus douteux aujourd'hui que la localisation « du tabes dorsal dans les faisceaux postérieurs n'est « pas liée à certains territoires vasculaires. Il est re- « marquable, à cet égard, que la division fœtale des « faisceaux postérieurs de la moelle épinière ne laisse « reconnaître aucun rapport avec la répartition des « vaisseaux. »

Pour Jendrassik, c'est le *cerveau* qui est le siège des lésions les plus importantes du tabes, et la plupart des symptômes de cette affection seraient directement dus à des lésions cérébrales. Outre que cette théorie cérébrale n'est basée que sur un petit nombre de faits, elle ne s'accorde pas avec ce que nous savons de la marche des dégénérations secondaires.

M. E. Berger a proposé une théorie *bulbaire.* L'altération originelle du bulbe se traduirait consécutivement par des troubles vasculaires engendrant eux-mêmes les diverses altérations des nerfs crâniens et de la moelle épinière.

Une autre théorie que soutient M. Déjerine place le point de départ de toutes les lésions en dehors de la moelle, dans les racines postérieures et les nerfs périphériques. Il s'appuie sur des faits réels, quoique rares à la vérité, de névrites ascendantes ayant déterminé une lésion médullaire et invoque en même temps les expériences de Wagner et de H. Tooth.

Dans la *théorie ganglionnaire*, on admet que ce sont les cellules des ganglions spinaux qui sont atteintes les premières et, à la suite, il y a dégénération dans le prolongement central des cellules (racines et cordons postérieurs) et le prolongement périphérique (nerfs sensitifs). Pour M. Babinski, un simple trouble dans la fonction des cellules des ganglions serait suffisant pour déterminer le processus tabétique. Pour M. P. Marie, la dégénération des fibres radiculaires postérieures est due à la fois à l'altération des cellules des ganglions spinaux et à celle des cellules ganglionnaires périphériques. Cette théorie s'accorde mal avec les faits connus dans lesquels la lésion spinale a été constatée sans altération ni des nerfs périphériques ni des racines.

A propos de la *Théorie spinale,* les auteurs ne sont pas d'accord : 1° si on a affaire à une *myélite interstitielle* (Cyon, Frommann, Friedreich) ; 2° si le tabes est une *myélite parenchymateuse* des faisceaux postérieurs (M. Charcot et la plupart des auteurs); 3° si l'ataxie locomotrice est une myélite chronique à double point de départ, d'un côté une lésion primitive, dégénérescence des éléments nerveux (sclérose parenchymateuse), de l'autre une irritation primitive, prolifération du tissu interstitiel (sclérose interstitielle). (Erb.)

Comme l'a dit M. Charcot : « L'altération, qui reste « confinée en quelque sorte systématiquement dans « l'aire des faisceaux postérieurs, dont elle ne franchit « les limites que dans des circonstances exceptionnelles, « fait incliner fortement vers l'hypothèse que l'irrita- « tion parenchymateuse est le fait initial. »

D'après ce que nous avons vu plus haut, cette hypothèse nous paraît corroborée par la lésion spinale constante que l'on trouve au début du tabes et par le résultat des recherches de Flechsig. La lésion initiale du tabes s'attaquant toujours à un même système de fibres, l'évolution de cette lésion suivant pas à pas l'évolution embryonnaire des quatre systèmes de fibres décrits par Flechsig, il nous est impossible de croire à une lésion primitive de la névroglie.

Quant à la nature de cette lésion elle-même, Leyden admet que c'est une atrophie dégénérative comparable à celle qui atteint les éléments nerveux isolés de leurs centres trophiques. Pour MM. Charcot, Vulpian, etc., c'est une lésion de nature irritative, inflammatoire.

Syphilis tertiaire. — Maintenant que nous venons de voir quelles sont les lésions initiales du tabes et leur nature, abordons l'étude de la syphilis médullaire. Nous emprunterons sa description, pour la plus grande part, à notre maître M. Lancereaux.

La syphilis, dans tous les organes, est caractérisée, anatomopathologiquement, par un tissu de néo-formation formé de petites cellules arrondies, avec un noyau relativement volumineux et qui se groupent de façon à former des amas ou foyers multiples, au pourtour desquels on observe assez ordinairement des cellules géantes. A la limite de ces foyers, les nouveaux éléments se développent de façon à former des vaisseaux et un tissu de cicatrice : au centre, la nutrition devient difficile, ils subissent une dégénérescence granulo-graisseuse, qui donne à la nodosité une coloration jaunâtre et en facilite la résorption. Si ce tissu est circonscrit sous forme de tumeur, de nodosité, c'est une gomme ; s'il est plus répandu, plus abondant, diffus, c'est l'infiltration diffuse. Selon les organes qu'il affecte, ce tissu de néoformation portera différents noms : méningite (pachyleptoméningite-arachnite), artérite, etc.

L'expérience apprend que la syphilis s'attaque toujours aux mêmes ordres de tissus, à savoir les tissus conjonctivo-vasculaires, c'est-à-dire les tissus qui proviennent du feuillet moyen du blastoderme. Ces tissus composent dans l'encéphale les méninges, les vaisseaux, la névroglie, les seules parties au sein desquelles se développent primitivement les lésions syphilitiques.

Les lésions de la syphilis de la moelle pourront donc se diviser en artérite, méningite et myélite syphilitiques.

Artérite syphilitique. — Les lésions syphilitiques des vaisseaux sanguins existent très fréquemment et sont même un des symptômes presque constants de la syphilis. Qu'on admette que la lésion débute par la tunique interne (Heubner), par la tunique adventice (Köster, Friedländer, Baumgarten, Lancereaux), ou par la tunique moyenne et les *vasa vasorum* de celle-ci (Rùmpf), la lésion des vaisseaux sanguins n'en est pas moins désastreuse. Car, outre le changement extérieur (opacité teinte grise ou blanche), la paroi du vaisseau devient plus dure, plus épaisse, plus friable et perd son élasticité. Le désordre anatomique débute par un point circonscrit de la paroi artérielle, puis s'étend et forme un ou plusieurs foyers.

Deux choses peuvent alors se passer :

1° La végétation de la paroi est luxuriante : la tunique moyenne s'atrophie ; la paroi artérielle se distend peu à peu et il se forme une ou plusieurs poches anévrysmales qui peuvent se rompre. Ces lésions siègent le plus souvent dans les méninges et le tissu sous-arachnoïdien.

2° La végétation est moins abondante ; le tissu qui la constitue tend à s'organiser en tissu de cicatrice, la paroi malade se rétracte peu à peu et rétrécit le calibre du vaisseau, au point qu'il est difficilement traversé par le sang. A la suite de la chute de l'endothélium ou la formation d'un bouchon fibrineux, le tissu de nouvelle formation peut envahir la lumière du vaisseau et fait adhérer entre elles les deux parois. Alors on a un cordon cylindrique fibreux résistant, sur le trajet de l'artère.

A la suite de cette oblitération, il se passe la même chose dans la moelle que dans le cerveau ; il se fait un foyer de nécrose ou de ramollissement qui persiste indéfiniment. Le début en est brusque.

Dans les faits rapportés par M. Déjerine, etc., comme myélite aiguë centrale, il s'agit pour M. Lancereaux d'une artérite syphilitique avec foyer de ramollissement. Il y a altération et destruction des cellules nerveuses, dilatation des petits vaisseaux avec lésions de la névroglie. Or, le virus syphilitique n'atteint jamais primitivement les éléments nerveux, et a toutes ses affinités pour les tissus lymphatiques.

La *Méningite* syphilitique a pour caractère de se limiter à un ou plusieurs points isolés des enveloppes médullaires et de ne jamais les envahir dans toute leur étendue. Les méninges médullaires peuvent présenter séparément des épaississements circonscrits, grisâtres ou jaunâtres, de véritables productions gommeuses,

mais en général elles sont affectées simultanément par
la syphilis, dont le produit anatomique les soude entre elles ou même à la moelle épinière (méningo-myélite). Il se forme ainsi une véritable symphyse méningée
qui ne manque pas d'analogie avec la symphyse si
commune au niveau des enveloppes cérébrales.

Quant à la *Myélite* syphilitique tertiaire ou gommeuse,
c'est une affection relativement rare, attendu que dans
la moelle comme dans le cerveau la syphilis localise
de préférence ses effets sur les méninges. Ses lésions,
comme toutes les autres manifestations tertiaires, sont
isolées ou groupées sur un ou plusieurs points, toujours
circonscrites, jamais diffuses ni systématisées. La raison pour laquelle la syphilis donne lieu à des lésions
circonscrites ou en foyer, c'est que cette maladie dans
sa période tertiaire se localise, de préférence sinon toujours, aux parois des vaisseaux et particulièrement aux
gaines lymphatiques des artères. Ces lésions se montrent sous forme de plaques scléreuses disséminées qui
ont succédé à des gommes, et il est facile de les reconnaître à une dépression plus manifeste, au niveau de
la partie lésée, que dans la sclérose médullaire proprement dite.

Cette affection très peu fréquente a le plus souvent
son siège à la périphérie de la moelle, à cause du voi-
sinage des méninges.

Parallèle. — Si nous venons maintenant à compa-
rer les deux sortes de lésions que nous venons de décrire, il nous est facile de voir qu'elles ont des caractères opposés. Les lésions de la syphilis, quel que soit
leur siège, sont des lésions limitées, circonscrites et lentement régressives. Le virus syphilitique n'atteint jamais primitivement le tissu nerveux.

L'altération du tabes dorsalis n'offre aucun caractère

de ce genre ; bien au contraire, elle est systématique, elle affecte toujours,dès l'origine, des tubes nerveux qui font partie d'un même système de fibres au point de vue du développement embryonnaire. Les lésions, ici, sont diffuses, elles s'étendent d'une façon lente et progressive à une grande partie du système nerveux sensitif et jamais elles ne rétrogradent. Un autre caractère des lésions du tabes qui les différencie de celles de la syphilis est *leur symétrie*. La sclérose envahit simultanément les deux cordons postérieurs de la moelle et progresse également à gauche et à droite. Il n'existe aucune symétrie dans les points atteints par le virus syphilitique.

On comprend très bien, après l'exposé que nous avons fait plus haut des diverses théories sur la nature du tabes, pourquoi certains auteurs peuvent admettre la syphilis comme cause de cette maladie. Pour ceux qui considèrent l'ataxie locomotrice comme une inflammation interstitielle des faisceaux postérieurs, comme une affection des vaisseaux, etc., son origine syphilitique n'est pas impossible.

Il n'en est pas de même pour les auteurs qui ne prennent pour tabes dorsal, que les cas où la lésion débute dans le parenchyme des faisceaux postérieurs, et qui le considèrent comme une myélite primitive systématique. C'est ce que nous croyons prouvé.

Il me reste à parler d'un fait que M. Galezowski a interprété en faveur de l'origine syphilitique du tabes. En 1888, dans une communication à l'Académie de médecine, il décrit une nouvelle variété d'atrophie tabétique. Les symptômes caractéristiques de la variété commune sont : papille réfléchissant fortement la lumière, coloration blanche crayeuse, comme nacrée, contours bien tranchés, bien circonscrits, conservation

des gros vaisseaux, disparition des vaisseaux capillaires.
Au contraire, les caractères de la nouvelle variété sont :
affection des vaisseaux, qui sont entourés d'un liséré
blanchâtre, sur une assez large étendue, quelques arté-
rioles nettement oblitérées ou transformées en cordons
blancs, de plus suffusion séreuse autour de la papille qui
en rend les contours moins nets. Les altérations des
vaisseaux, ajoute M. Galezowski, sont les signes d'une
périartérite et d'une endartérite et « les atrophies ataxiques que nous avons observées avec des infiltrations
périvasculaires sont dues au travail inflammatoire qui
est incontestablement provoqué par la syphilis. »

Mais ces altérations syphilitiques de la papille, où la
lésion débute par les vaisseaux, sont rares, d'après
M. Galezowski lui-même (qui dit ne les avoir observées
que 15 fois en 2 ans), en comparaison avec la variété
commune où les modifications surviennent lentement
dans le tissu nerveux, se traduisant par une simple
décoloration. Ces deux variétés diffèrent par leurs lésions
primitives et aussi peut-être par leur évolution : l'une
est curable, la seconde est incurable. Il est donc difficile
de les assimiler à une seule et même cause : l'une est
une atrophie d'origine syphilitique, l'autre une atrophie
tabétique pure ; la première peut se rencontrer chez un
ataxique qui a eu la syphilis, sans que pour cela elle soit
forcément d'origine tabétique, et je ne vois pas dans
cette nouvelle variété d'atrophie optique, un argument
en faveur de l'origine syphilitique du tabes, mais plutôt
une objection contre cette origine.

CHAPITRE IV

Évolution

Quelles sont les conséquences des lésions que nous
venons de décrire ?

Pour la syphilis, les choses ne se passeront pas de la
même façon, suivant que les artères, les méninges, ou
la moelle elle-même auront subi l'altération.

L'artérite syphilitique par oblitération d'une branche
des artères spinales, pourra amener le ramollissement
d'une certaine partie de la moelle. Il pourra se produire
alors des phénomènes se produisant assez brusquement, et variables suivant que la moelle aura été lésée
dans sa partie antérieure, ou sa partie postérieure ou
latéralement. Le plus souvent c'est une paralysie flasque
avec conservation des réflexes, laquelle atteint la plupart
du temps le mouvement et la sensibilité, s'accompagne
de la rétention ou de l'incontinence des matières fécales,
d'eschares et souvent d'une cystite suppurée. Au bout
d'un certain temps, les muscles s'atrophient et à la flac-
cidité des membres succède un léger degré de raideur,
qui s'accentue peu à peu, à la suite d'une sclérose
descendante des cordons antéro-latéraux. Effets d'une
destruction des éléments nerveux par oblitération artérielle, ces accidents ne rétrocèdent pas plus que les
désordres produits par le ramollissement cérébral.
L'hémorrhagie de la moelle, lorsqu'elle se lie à une
rupture vasculaire, a un début subit plutôt que brusque.

Les méninges infiltrées ou transformées en grosses cicatrices compriment avant tout les racines sensitives et motrices des nerfs qui sortent de la moelle épinière et proportionnellement à la force de ladite compression, ils donnent des symptômes variables qui consistent en des sensations douloureuses plus ou moins tenaces (douleurs lancinantes, en ceinture, irradiées, etc,) sur le trajet des nerfs qui émanent de la partie médullaire affectée, en différents troubles de la sensibilité, de la motilité et trophiques (anesthésies, paresthésies, engourdissements fourmillements, abolition des réflexes, zona, etc). Ces accidents s'arrêtent d'ailleurs au bout d'un certain temps, et disparaissent en général, mais rarement d'une façon complète, sans traitement. A noter de plus, une rigidité, de la douleur de la colonne vertébrale dans la partie correspondant aux méninges affectées, rachialgie assez fréquente qui augmente par les mouvements du rachis et par la pression sur les apophyses épineuses.

Les désordres variables, qui résultent de la présence des lésions de la myélite gommeuse, n'apparaissent en général que plusieurs années après l'accident primitif. A moins de circonstances exceptionnelles, elle tend à se circonscrire, à s'arrêter définitivement. La gomme a donc une évolution définie, limitée, elle cesse de progresser naturellement et le traitement ne fait qu'activer le travail de résorption. Elle laisse pour ainsi dire toujours à sa suite des désordres anatomiques qui entraînent la persistance des troubles fonctionnels. Elle engendre le plus souvent une paraplégie avec contracture persistante.

Puisque les éléments anatomiques des produits syphilitiques sont sujets aux dégénérescences rétrogrades, que, d'autre part, ils se reproduisent très vite, les symptômes de la syphilis sont le plus souvent passagers, transitoires et variables. Aussi observe-t-on de fréquentes améliorations et de fréquentes récidives ; les phénomènes peuvent non seulement se produire les uns après les autres, mais leur degré peut changer aussi. C'est à cause de cette variété, que M. Fournier a dit que la syphilis était une affection protéiforme. Enfin, les changements produits par la syphilis atteignent ordinairement, simultanément, plusieurs régions du système nerveux, d'où polymorphisme. Outre que les symptômes nerveux d'origine syphilitique se suivent, se succèdent souvent les uns après les autres, on est parfois frappé de leur groupement qui ne se rencontre dans aucune autre affection.

La myélite tabétique, au contraire, progresse peu à peu et lentement pendant des années : elle envahit toute la longueur du système sensitif de la moelle ; c'est une myélite ascendante systématique, qui va produire des désordres dans les centres. Elle n'est pas limitée dans son évolution, elle ne rétrocède pas.

Comme on le voit, il y a des différences entre les diverses manifestations syphilitiques et l'ataxie locomotrice.

La prédominance des paralysies, les oscillations, les récidives, l'évolution assez rapide feront rechercher la spécificité.

Mais, si on se trouve en présence de symptômes indiquant des lésions diffuses, étalées, généralisées, à évolution lente, il n'y a pas lieu de se préoccuper de la syphilis.

CHAPITRE V

Thérapeutique.

A priori, le traitement ne doit pas être regardé comme
une pierre de touche infaillible. Le vieil adage : *Natu-
ram morborum ostendunt curationes* est loin d'être une
loi. Il y a des affections cérébrales qui guérissent
spontanément ; il en est d'autres qui présentent de lon-
gues rémissions. Dans ces conditions, lorsqu'on admi-
nistre du mercure et de l'iodure de potassium, on est
généralement conduit à gratifier ces agents d'une action
qui ne leur appartient pas, et à admettre l'existence de
la syphilis, et d'ailleurs en dehors même de cette maladie, la médication spécifique est parfois favorable. Le
traitement antisyphilitique guérirait-il le tabes, ce serait une preuve de plus pour admettre son origine sy-
phylitique, mais non une preuve suffisante.

Cela posé, nous avons déjà vu, en faisant l'historique
de la question, combien les divergences sont grandes à
ce sujet. Divers observateurs ont relaté des cas d'amélioration, et quelquefois même de guérison par le traitement iodo-mercuriel. Je citerai Marius Carre, H. Bourdon, A. Reder, Dreschfeld, Drysdale, W. Hammond,
O. Berger, Erb, Mayer, Gowers, Reumont, Rümpf, Spillmann, Tennesson, Schülz, Desplats, Hebra, Mahillon,
Gaucher, etc., etc. Nous reviendrons tout à l'heure sur
ces cas.

M. Fournier a observé également l'influence favorable du mercure et de l'iodure dans quelques cas : dans

d'autres il y a vu la maladie enrayée pour un temps ou immobilisée in situ. Il existe pour lui, entre la mise en œuvre du traitement et l'atténuation des symptômes un rapport chronologique trop immédiat pour autoriser l'hypothèse d'une simple relation d'éventuelle coïncidence avec une rémission spontanée (qu'on retrouve si fréquemment dans le tabes. — Cas de M. Rathery de rémission spontanée durant 10 mois). — M. Raymond, par contre, fait remarquer que les médications diverses, autres que la médication spécifique, sont aussi favorables, sinon supérieures à elle. Erb, par des courants de pile, note 41 cas améliorés sur 66. Rùmpf observe 2 guérisons par la faradisation généralisée. L'un de ces malades avait eu la syphilis et avait été soumis au mercure et à l'iodure sans résultat. On a aussi attribué des améliorations à l'hydrothérapie, l'azotate d'argent, l'ergot de seigle, les eaux minérales, etc.

D'autre part le traitement antisyphilitique n'est pas toujours inoffensif : Voigt, Buzzard, Richter, Hutchinson, Fischer, Bénédikt ont souvent noté des aggravations. Pusinelli, sur 5 cas, n'obtient rien dans 4 ; et le 5e, qui présentait des manifestations syphilitiques en même temps que son affection médullaire, vit celle-ci s'aggraver et les premières guérir. Sur 19 cas, Rosenthal observe 5 aggravations. Leyden relate un cas aggravé. Remak croit que le mercure peut être nuisible dans le tabes. Althaus a observé que, quelquefois dans les cas de syphilis et d'ataxie, la syphilis guérit et le tabes s'aggrave : mais il explique ce fait en disant que cela ne prouve qu'une chose, c'est que le traitement spécifique n'a aucune influence sur la 2e période de l'ataxie. M. Debove, dans une discussion à la Société médicale des hôpitaux, a exprimé l'opinion qu'il est difficile, quand on a fait beaucoup d'autopsies de tabétiques, même au début d'admettre la guérison par le traitement spécifi-que : les lésions sont si profondes que d'ordinaire il échoue.

Aussi, à propos de cette observation, M. Fournier explique-t-il de la façon suivante pourquoi le traitement antisyphilitique réussit peu : « Nos agents spécifiques « si merveilleux qu'il plaise de le supposer, dit-il, n'ont « pas pour effet de guérir ce qui n'existe plus, de re-« constituer un organe anéanti, une lésion accomplie de « nature irrémédiable. Pour être utile, il faut arriver de « bonne heure, à temps c'est-à-dire avant la destruction « des cordons postérieurs. En d'autres termes, le tabes « spécifique n'est accessible au traitement antisyphili-« tique que dans ses étapes initiales. »

Cette explication est très ingénieuse, mais comment se fait-il qu'on ne pourra guérir le tabes que tout à fait au début (en admettant qu'on en fasse le diagnostic) quand, d'autre part, certains auteurs signalent des cas de tabes arrivés à une période assez avancée et guéris par le traitement spécifique ?

Si on étudie les observations relatées comme tabes améliorés ou guéris, on est frappé tout d'abord de ceci, c'est que la plupart sont des observations d'ataxie fruste, atypique : Ces cas appartiennent aux formes complexes, hybrides, que M. Fournier a décrites sous le nom de syphilose cérébro-spinale. Les symptômes propres de la maladie de Duchenne sont associés à d'autres symp-tômes d'origine médullaire ou cérébrale (atáxoparaplé-gie, troubles psychiques, accès épileptiformes, ictus congestifs apoplectiformes, hémiplégies, accès d'aphasie, troubles intellectuels, etc.) « L'ataxie locomotrice spécifi-« que, dit M. Fournier, celle que je crois être en droit « de rattacher à la syphilis comme à sa cause originelle, « ne se produit pas toujours à l'état d'une ataxie pure

« et simple, Fréquemment elle est précédée, accompa-
« gnée ou suivie d'autres phénomènes qui ne rentrent
« pas dans le cadre de l'ataxie locomotrice proprement
« dite, de l'ataxie classique, limitée comme expression
« morbide aux seuls symptômes que traduisent une
« lésion des cordons postérieurs avec ou sans jetées
« d'irradiations sur quelques nerfs craniens. Fréquem-
« ment, en d'autres termes, elle s'associe à diverses
« manifestations qui ne sont pas de son domaine, qui
« relèvent d'autres localisation morbides et qui attestent
« de toute nécessité des lésions différentes de celles
« qui lui sont propres. »

Ces cas, dont nous parlions plus haut, et où on a relaté l'influence favorable du traitement spécifique, ont de plus une évolution qui est loin de ressembler à celle de l'ataxie locomotrice et qui ou bien est aiguë, ou bien présente des oscillations des récidives. Il est bien difficile d'admettre que ces cas qui présentent parfois de grandes différences comme symptomatologie et comme évolution soient des cas de maladie de Duchesne. Nous ne pouvons être ici qu'en présence de deux choses : ou bien il s'agit d'un tabes dorsal vrai, chez un individu ayant eu antérieurement la syphilis et présentant quelques manifestations de cette dernière maladie. Ce sont ces manifestation surajoutées qui masquent un peu le tableau du tabes. On oublie trop souvent que la syphilis n'exclut pas d'autres maladies, qu'on peut voir par exemple une gomme du palais et une pneumonie évoluer en même temps, sans que pour cela il y ait entre les deux phénomènes une relation de cause à effet. On conclut d'après le *Cum hoc, ergo propter hoc.*

Ou bien nous avons affaire à des manifestations tabétiques produites par la syphilis. Celle-ci, en frappant les vaisseaux, les méninges, et la moelle peut réaliser un complexus symptomatique qui se rapproche plus ou moins du tabes.

Je ne veux pour preuve de cette opinion que les cas d'Oppenheim, Brash, Eisenlohr (Observations I, II, III, IV) chez qui ou avait fait pendant la vie, le diagnostic de tabes dorsal est où, à l'autopsie, on ne trouva que de la méningo-myélite. Certes ces cas peuvent se rapprocher beaucoup du tabes, ils peuvent présenter plu. sieurs de ses symptômes, mais en les analysant bien on verra qu'ils en diffèrent surtout le plus souvent par la dissémination des lésions et par l'évolution.

D'un coté si on est présence d'un tabes. dorsalis vrai, compliqué de manifestations syphilitiques, on pourra par le traitement iodo-mercuriel obtenir une amélioration, qui portera de préférence naturellement sur la manifestations syphilitiques elles-mêmes. D'autre part si on a affaire à des manifestations tabétiques d'origine syphilitique simulant le tabes mais s'en différenciant par quelques symptômes et l'évolution, l'amélioration et parfois même parfois la guérison pourront survenir avec l'aide de la thérapeutique spécifique.

Il existe dans la littérature médicale des cas assez fréquents de cette nature (Voir les Observations V, VI, VII, VIII, etc.) et que souvent on a considérés comme tabes d'origine syphilitique.

CHAPITRE VI

Hypothèses diverses à propos de l'action directe du virus syphilitique sur le tissu nerveux

Il nous reste à dire quelques mots des théories qui font intervenir une lésion nouvelle de la syphilis, lésion directe sur la cellule ou le tube nerveux, pour expliquer d'une part la fréquence de la syphilis chez les tabétiques et d'autre part les différences anatomo-pathologiques qui existent entre le tabes et les lésions spécifiques habituelles.

M. Strümpell admet l'action d'une *toxine* syphilitique sur le tissu nerveux : voici d'ailleurs sa théorie telle qu'il l'a exposée :

Après les maladies infectieuses aiguës, peuvent survenir des maladies nerveuses consécutives (après la diphtérie, le typhus abdominal, etc.), qui consistent en névrites périphériques, le plus souvent, et qui, selon la nature des fibres dégénérées, se traduisent par des paralysies, de l'ataxie, etc. Cette atrophie dégénérative n'a pas la moindre ressemblance avec les lésions que causent les agents organisés de la maladie et on l'explique par l'action des substances nocives auxquelles ils ont donné lieu. Pour Strümpell, la syphilis agirait de même et aurait 2 actions :

1° L'influence immédiate des micro-organismes, sous laquelle la gomme se produirait;

2° L'influence secondaire, consécutive, l'action de la *toxine* syphilitique d'où naîtraient des maladies *post-*

syphilitiques dont les plus fréquentes sont le tabes et la paralysie générale.

Ainsi s'expliquerait la dépendance du tabes et de la vérole, selon Strümpell, sans que nous ayons à nous étonner du peu de résultat que donne le traitement anti-syphilitique. Ainsi s'expliquerait le caractère du tabes comme maladie systématique primaire ; enfin le lien entre la paralysie générale et le tabes s'explique aussi : tous deux ne sont que des localisations diverses d'un seul et même processus.

A cette théorie ingénieuse, il nous semble que l'on peut faire quelques objections :

1° On ne connaît pas la nature du virus syphilitique : le micro-organisme de la syphilis est loin d'être découvert, et la toxine qu'il produirait par conséquent est encore plus problématique.

2° Comment expliquer les cas où, en même temps que les symptômes de tabes chez des syphilitiques, on rencontre chez ces malades une manifestation syphilitique, une gomme par exemple, dans un autre organe que la moelle ? Le microbe spécifique, s'il existe, pourrait donc agir par lui-même à un certain endroit de l'organisme, et à un autre endroit ce serait sa toxine qui produirait la lésion ? La paralysie diphtérique apparaît quand il n'y a plus de diphtérie, ce n'est qu'un certain temps après que le bacille a abandonné l'organisme que se manifeste l'affection du système nerveux, et celle-ci développée, les fausses membranes ne se reproduisent pas en même temps.

Enfin, 3° objection, quoique peut-être de moindre valeur ; comment expliquer qu'il s'écoule quelquefois un laps de temps très considérable entre les manifestations de l'agent spécifique et l'action de la toxine ?

M. Marinesco a trouvé, comme nous, que la théorie

de Strümpell n'était pas sans objection, aussi son opinion en diffère-t-elle :

L'ataxie, selon cet auteur, peut être produite de deux façons : elle peut être secondaire et produite sur un tissu nerveux prédisposé par des désordres circulatoires que déterminent les altérations des vaisseaux. Ces lésions des vaisseaux sont de deux ordres : l'artérite syphilitique communément décrite et une lésion dégénérative, un épaississement hyalin de la paroi, que M. Marinesco compare à la dégénérescence amyloïde.

L'ataxie peut être aussi primaire, et alors purement dégénérative. Le virus syphilitique agit directement sur le tissu nerveux prédisposé (sur la cellule nerveuse, selon M. Marinesco), comme cela a lieu sous l'influence d'autres poisons (alcool, arsenic, diabète, etc.). Il y a des formes toxiques de tabes, dont la forme syphilitique serait la plus fréquente.

M. Marinesco admet donc pour la syphilis deux sortes de lésions : une lésion inflammatoire, la gomme; une lésion dégénérative analogue à la dégénérescence amyloïde (peut-être de même nature).

Cette théorie pourrait sembler séduisante pour les auteurs qui croient à la nature syphilitique de la dégénérescence amyloïde (Frerichs, etc.). Puisqu'on a trouvé des lésions dégénératives hyalines dans les vaisseaux de la moelle, pourquoi ne pas admettre que le tissu nerveux peut être atteint par la même lésion sous l'influence de la syphilis? Mais nous ne considérons pas la dégénérescence amyloïde, comme d'essence syphilitique; pour nous elle n'intervient ici comme ailleurs, qu'à titre de complication ; elle accompagne la syphilis comme elle le fait pour la tuberculose ou pour toute autre affection cachectique.

La syphilis ne donne que des lésions de nature

inflammatoire, des produits gommeux, et si elle a une influence dans le tabes, elle ne peut avoir, à notre avis, qu'une action prédisposante; elle peut, en altérant les vaisseaux, amener un désordre de nutrition ; mais pour que ce désordre produise le tabes, il faut un tissu nerveux déjà prédisposé et atteint soit par l'hérédité, soit par la congénitalité, les abus fonctionnels, etc.

OBSERVATIONS

Observation : I. — Oppenheim. — *Berliner Klin-Wochensch.*
1888. — Voir *Gazette médicale 1889*, p. 19.) Femme 31 ans,
entrée mai 1885 — traces manifestes de syphilis contractée
quelques années auparavant : c'étaient les résidus d'une
kératite parenchymateuse et d'une iridochoroïdite syphilitique
datant de 1881.

Depuis le *mois de février*, faiblesse et douleurs dans jambes.
On constatait signe de Westphal : sous l'influence d'un traitement par des frictions Hg, l'état de la malade s'était amélioré au point qu'on pouvait la croire guérie.

Mois de mai, réadmission — douleurs lancinantes dans
membres supérieurs, accès de toux spasmodique (crises laryn-
gées) avec raucité de la voix ; troubles de déglutition, paralysie de l'oculo-moteur à droite. — Ptosis des deux côtés, avec
défaut de réaction pupillaire (synéchies syphilitiques), parésie
du voile du palais, paralysie de la corde vocale droite, avec
abolition de l'excitabilité électrique du nerf récurrent du
même côté, parésie du trapèze et du sterno-cleido mastoïdien,
accélération persistante du pouls — signe de Westphal des
deux côtés ; signe de Romberg, troubles de la sensibilité aux
jambes, troubles de la miction.

On incline vers le diagnostic de tabes syphilitique. Frictions
Hg procurent une *amélioration très grande*.

3e admission en janvier 1886. — La plupart des phénomènes
notés plus haut reproduits. On peut provoquer maintenant
la trépidation épileptoïde par brusque redressement du
pied.

3e cure Hg, échoue complètement.

Revue par Oppenheim en 1887. Les *réflexes patellaires
abolis jadis, étaient considérablement exagérés*, le phénomène

de la trépidation épileptoïde subsistait, bref aux membres inférieurs les symptômes étaient maintenant ceux de la paralysie spinale spasmodique.

Mort en 1888 — carcinome utérin.

EXAMEN DES CENTRES NERVEUX. — *Cerveau.* — Foyer de ramollissement occupant le corps strié à gauche; méninges et vaisseaux sains.

Moelle. — Pachyméningite et arachnite gommeuse; des méninges, la lésion s'étendait au tissu de la moelle, qui était intéressée dans toute son épaisseur, sur une hauteur de 2 à 3 centimètres; de là partaient dans les deux sens des traînées de dégénérescence secondaire. Cette lésion était située à l'union du 1/3 moyen avec le 1/3 inférieur de la moelle dorsale. Ailleurs, la moelle n'était altérée que dans l'étendue d'une étroite zone périphérique. Dans la partie supérieure du segment lombaire et dans la portion avoisinante du segment dorsal, l'altération des cordons postérieurs atteignait son minimum d'étendue; les zones radiculaires notamment étaient presque saines (point de la moelle, qui, selon Westphal, entraîne l'abolition du réflexe rotulien). Les vaisseaux de la moelle présentaient des lésions d'endartérite et de périartérite chronique. Les racines postérieures sont atrophiées surtout au niveau de la moelle dorsale et lombaire, à cause de leur compression par les produits syphilitiques: arachnite aux segments supérieurs de la moelle, épendymite à la base du 4ᵉ ventricule.

De le *Bulbe*, la *Protubérance* et les *Tubercules quadrijumeaux*, il existait des lésions limitées aux territoires d'origine du nerf vague, de l'accessoire du glosso-pharyngien et des nerfs moteurs de l'œil.

OBSERVATION II. — (BRASCH. *Mendel's Neurologisches Centralblatt* 91.) résumée in GAJKIEWICZ. Homme de 49 ans, menuisier : syphilis il y a 20 ans, traitée, se présente à la clinique du docteur Mendel à Berlin avec les symptômes suivants: douleurs caractéristiques dans les membres inférieurs, marche chancelante, ataxie, signe de Romberg, analgésie des extrémités inférieures, absence des réflexes rotuliens, incontinence des urines, inégalité des pupilles, dont la droite ne réagissait pas du tout, et la gauche faiblement à la lumière. A ces symptômes se joignirent, quelques semaines avant la mort du

malade : diminution des facultés de l'intelligence, absence
· d'esprit et trouble de la parole.

Mort de pneumonie. On avait diagnostiqué *Tabes dorsalis* et
Dementia paralytica.

Autopsie. Pachyméningitis spinalis circumpscripta, leptome-
ningitis spinalis, hyperœmia medullœ spinalis, hœmorrha-
giœ in tegmento, œdema et hyperœmia cerebri, egumma in
lob. tempor. dextr., encephalomalacia et gumma in lob.
tempor. sin., endarteritis syphilitica, encephalomalacia mul-
tiplex cerebri.

OBSERVATIONS III et IV. — (EISENLOHR. *Fetschrift zur,
Eroffnung,* etc. 1889, *in* GAZKIEWICZ 1892). Deux cas chez lesquels on avait diagnostiqué pendant la vie, chez l'un tabes
dorsal et chez l'autre tabes cervical.

A l'autopsie on trouva pachyméningite et arachnite syphilitique chronique fibreuse et gommeuse circonscrites, myélite
interstitielle circonscrite syphilitique. Racines postérieures
comprimées et en partie dégénérées.

OBSERVATION V. — (A. REDER. 1874, mentionnée par
M. FOURNIER, comme *Tabes syphilitique guéri.*) J. S.
officier, 38 ans. En *février* 1855, Chancre cicatrisé au bout
de 14 jours, 2 mois après éruption, engorgement ganglionnaire. En ce moment, nouveau chancre et bubon.

En *novembre* ulcère syphilitique sur les amygdales, qui
disparaît par le traitement. Récidive de l'ulcère après
3 mois, puis en 1856-58.

En 1861, ulcère de la grosseur d'un thaler à la paroi
postérieure du pharynx et grande lassitude.

En 1862 tophus à la jambe droite.

Reste pendant 7 ans bien portant ; a fait la campagne de
1866 dans de bonnes conditions de santé.

Juillet 1869, après un bain froid, douleur violente dans
l'épaule droite et grande faiblesse dans le bras. Cette douleur est prise pour du rhumatisme. Electricité.

En *août.* Après un nouveau refroidissement, engourdissement des doigts et des orteils. Faiblesse des muscles.

Septembre. On pose le diagnostic de début de tabes. Electricité et azotate d'argent.

Début d'*octobre.* Le malade peut encore marcher seul,

au 8 octobre il est obligé de se servir d'un bâton ; au 14 octobre ne put même pas se servir de béquilles ni se tenir debout.

Sens musculaire aboli dans les extrémités inférieures. La douleur dans l'épaule et le bras est revenue : elle est plus intense. KI.

Le résultat est si heureux que, 14 jours après, le malade pouvait faire quelques pas sans soutien.

Novembre. Fièvre intermittente. On suspend KI et on donne quinine. Les phénomènes tabétiques s'aggravent, si rapidement qu'on est obligé de réadministrer KI.

L'amélioration revient lentement, mais on est obligé de suspendre de nouveau KI parce qu'il est mal toléré.

C'est alors que Reder, appelé près du malade, ordonne des frictions mercurielles. A ce moment là, le malade était en état de faire quelques pas avec un bâton. Sensibilité des extrémités amoindrie, la sensation d'engourdissement dans les doigts et les orteils existe toujours.

L'amélioration fait de rapides progrès. Après 24 frictions, le malade marche assez librement et l'engourdissement des doigts a disparu. Après une cure d'eau froide de 2 mois, le malade put reprendre ses occupations antérieures (leçons dans une école technique.)

Après 4 mois de bonne santé, une récidive survient sans cause occasionnelle, la nuit. Faiblesse dans les jambes, qu'il projette d'une façon caractéristique. Ne peut rester debout les yeux fermés, engourdissement dans les doigts et orteils.— Traitement KI et emplâtre mercuriel sur la colonne vertébrale. Après 3 semaines les symptômes ont disparu. Cure d'eau froide à Heilanstalt et le malade reprend ensuite de nouveau ses occupations.

Quelques petites récidives de temps à autre, que l'on traite jusqu'à l'hiver de 1871, où sans cause occasionnelle, rechute : paralysie complète des extrémités inférieures et perte de la sensibilité comme au début de la maladie. Des onctions mercurielles amènent une nouvelle amélioration : moindre à droite qu'à gauche et moins grande que les premières fois, puis après administration de KI, le malade put encore marcher pendant des heures : mais la démarche n'était plus normale. Perdu de vue après.

Observation VI (Rumpf — 1881 — résumée in Fournier 1882, et mentionnée comme *Tabes dorsal guéri*). — Homme, 53 ans, syphilis remontant à 15 ans (chancres, accidents secondaires). Août 1880. Début apparent des premiers phénomènes du tabes, lequel en *moins de trois mois* se confirme à l'état suivant : douleurs fulgurantes, douleurs en ceinture, diplopie, inégalité des pupilles, insensibilité de la pupille à la lumière, troubles de la miction, extinction des fonctions génitales, trouble d'incoordination dans les membres inférieurs, marche absolument ataxique. Station seulement possible lorsque le malade est soutenu. Signe de Romberg, abolition complète des réflexes tendineux, ataxie légère des membres supérieurs, etc., etc.

Traitement spécifique commencé en septembre, poursuivi jusqu'en avril 1881. En avril, guérison complète. Le malade marche bien. Les réflexes ont reparu et il a repris ses fonctions de conducteur de locomotive.

Observation VII. — (Bourdon, relatée in Fournier, 1882). — Malade syphilitique affecté de plusieurs exostoses tibiales et d'ozène. Depuis *deux mois et demi, invasion* des troubles ataxiques qui, chose singulière, se sont *tous concentrés dans la moitié gauche du corps*, à savoir : incoordination très marquée du bras gauche et de la jambe gauche, s'exagérant encore par l'occlusion des yeux ; force musculaire absolument conservée ; crises de douleurs fulgurantes les plus intenses, affectant non moins exclusivement le côté gauche du corps ; sur tout le côté gauche, anesthésie, analgésie, athermesthésie ; — strabisme récent de l'œil gauche ; enfin, amblyopie bilatérale très accentuée, mais prédominante à droite et pupille droite dilatée. — Traitement spécifique. Amélioration très rapide de tous les symptômes, l'action thérapeutique s'exerce d'abord sur les douleurs fulgurantes, qui diminuent d'intensité, puis disparaissent complètement ; peu après disparition semblable des phénomènes d'ataxie et des troubles oculaires. Bref, guérison, du moins quant aux accidents actuels. Le malade sort de l'hôpital, 40 jours après son entrée, ne conservant qu'un léger degré d'anesthésie, sur divers départements cutanés de la moitié gauche du corps.

Observation VIII. — (M. Tennesson, in Fournier 1882 p. 326). — V. R., 52 ans, entre à Tenon, le 29 octobre 1881.

Antécédents. — Syphilis ancienne. Il y a un an, perte subite de connaissance dans la rue, consécutivement troubles intellectuels. Internement de 3 mois à St-Anne, traitement par KI, guérison. Mémoire cependant affaiblie.

Derechef, troubles intellectuels et troubles moteurs à début impossible à préciser. Aggravation de ces accidents, à la suite d'une nouvelle attaque semblable à la première.

Etat actuel. — Incoordination motrice excessive. Le malade ne peut marcher, ni se tenir debout, sans être soutenu sous les bras par deux personnes. Quand il fait effort pour marcher il n'y réussit qu'en regardant ses pieds, et ses jambes sont projetées en divers sens, d'une façon brusque, irrégulière, violente, absolument folle. L'occlusion des yeux semble exagérer, s'il est possible, le trouble de l'équilibre. Un peu d'affaiblissement musculaire dans les membres inférieurs. Réflexes tendineux diminués. Pas de trépidation épileptoïde. Pas de contractures. Douleurs vives et passagères en divers points circonscrits. Anesthésie et analgésie, mais incomplètes. Pas de modification de la sensibilité musculaire. Pas de troubles trophiques. Aux membres supérieurs, anesthésie et analgésie également incomplètes. Pas de paralysie oculaire ; un peu d'emblyopie.

Embarras de la parole, affaiblissement de la mémoire, troubles psychiques. Hallucination de la vue et de l'ouïe, voit des bêtes féroces, précipices. Sa figure exprime la souffrance morale, l'anxiété. Il redoute d'être seul, artères arthéromateuses. (Pas d'antécédents alcooliques).

Traitement : biiodure Hg 0,02 et KI 4 gr. durant trois mois sauf interruption de 15 jours.

Après 8 jours, les hallucinations s'éloignent ; le malade reprend courage et est moins troublé.

Après 2 mois, les accidents cérébraux ont disparu ; l'incoordination motrice est peu modifiée, mais dans le courant de janvier 1882, elle s'améliore tout à coup et rapidement.

En février, le malade se dit guéri, et veut reprendre ses travaux.

C'est, selon M. Tennesson, un exemple *typique de ces formes mixtes, complexes, associées du tabes syphilitique.* Ce n'est pas un cas d'ataxie pure et simple, le type d'ataxie décrit pas Duchenne.

Observation IX (résumée). — (Desplats, lue à la société médicale des hôpitaux, 10 novembre 1882). — Homme de 48 ans. En 1858, syphilis (plaques muqueuses) peu traitée. — 1862. Douleurs irradiées, d'origine médullaire. — 1870. Céphalée, paralysie de moteur oculaire commun. — 1881. Accès convulsifs, épileptiformes. Ces troubles disparaissent par l'iodure de potassium.

Entré en juin 1882. — Céphalée violente, crises convulsives, strabisme externe de l'œil gauche. Douleurs constrictives en ceinture et douleurs fulgurantes dans les membres inférieurs, avec abolition du réflexe rotulien. Anesthésie diffuse; incoordination très marquée de la marche. Traitement KI.

Sort le 23 août. La marche est possible, le réflexe rotulien est obtenu.

En septembre : les accès épileptiformes disparaissent : la marche est à peu près normale.

Rentre en octobre, après avoir eu deux accès épileptiformes en 10 jours, on le garde un mois, au bout duquel il marchait, sentait et n'accusait plus de douleurs.

Observation X (résumée). (H. von Hébra, lue à la *Société des médccins de Vienne* en 1886). — Homme, 28 ans, infecté en février. — En mars, exanthème et iritis. — Juillet, douleurs de tête et vertiges; début de septembre. Ataxie évidente et douleurs en ceinture.

Bientôt aggravation, le malade vacille les yeux fermés, le réflexe rotulien disparu. Ne peut pas marcher, douleurs violentes dans les jambes. Vessie et rectum paralysés.

Traitement spécifique. Au bout d'une semaine amélioration.

21 septembre. Attaque apoplectiforme et hémiplégie droite.

24 septembre. Les symptômes paralytiques disparaissent.

Milieu d'octobre. Paralysie disparue ainsi que symptômes du tabes.

5 semaines se sont écoulées entre apparition et disparition des symptômes de l'ataxie.

OBSERVATION XI. — (MAHILLON. *Archives médicales belges* 1888, p. 393). — Lucien B., 24 ans, contracte syphilis. Degré de virulence extrême et plusieurs poussées successives, malgré traitement énergique.

6 mois après *apparition des premiers* symptômes du tabes, rétention d'urine : le malade ne peut se tenir sur ses jambes, vertiges, éblouissements.

2 *ou* 3 *jours après* la marche devient titubante et franchement ataxique; en même temps douleurs fulgurantes, douleur à la pression le long des vertèbres, abolition du réflexe rotulien, impossibilité de garder la station debout les yeux fermés, arthropathies diverses, vomissements, diarrhée.

Traitement antisyphilitique. Deux mois après, les symptômes médullaires avaient rétrocédé et B. peut reprendre son métier.

OBSERVATION XII (résumée) (M. FOURNIER ET DIEULAFOY). — *Accidents cérébrospinaux de forme tabétique (tabes aigu).* — *Traitement spécifique, guérison.* — X..., 36 ans. En 1879. Syphilis traitée par M. Fournier. Traitement assez long, mais irrégulier. Depuis trois ans, santé parfaite.

En 1889. — Douleur de reins, accompagnée de douleurs presque fulgurantes des jambes et de diminution de la puissance virile.

Janvier 1890. — Début de ptosis à gauche, anesthésie en îlots à la face interne des cuisses, diminution des réflexes rotuliens. Puis la marche devient de plus en plus difficile, sans être nettement ataxique, mais avec intégrité complète de la force musculaire.

Enfin le ptosis se compléta, le signe de Romberg devint très évident; la parésie vésicale, l'impuissance augmentèrent et les réflexes rotuliens disparurent complètement. C'est en cet état (fin janvier), que le traitement intervint.

5 février. — Marche plus facile, ptosis amendé, vessie fonctionnant normalement. En 3 à 4 semaines, guérison complète obtenue et maintenue depuis.

Le traitement avait été frictions, KI, bains tièdes, électricité et pointes de feu sur la colonne vertébrale.

OBSERVATION XIII (résumée) (M. GAZKIEWICZ, 1892. Obs. L). Avocat. En 1880, à 26 ans, syphilis (chancre induré, roséole, etc).

En 1886, paresthésie des extrémités inférieures, et affaiblissement des mêmes membres.

12 novembre, affaiblissement des réflexes rotuliens.

18 novembre, sensation d'engourdissement, picotements dans les orteils, fatigue des membres inférieurs, avec troubles de la coordination des mouvements.

30 novembre, absence des réflexes rotuliens

4 décembre, marche ataxique, pollutions nocturnes.

14 décembre, jour où Gajkiewicz le voit, troubles de la sensibilité (paresthésies), de motilité (signe de Romberg, ataxie), absence des réflexes rotuliens, réaction de pupille très paresseuse à la lumière, bonne pour l'accommodation.

Les antécédents, le début rapide des symptômes survenus en quelques semaines, en font soupçonner la nature syphilitique.

Traitement Hg. — Au bout de six semaines, sauf absence de réflexes, tous les désordres disparaissent. Pendant 4 années suivantes, malade bien portant.

Observation XIV (résumée) (In. Gajkiewicz, 1892. Obs. LI). M..., employé au chemin de fer, à 21 ans, chancre induré. Le 19 août 1887 (34 ans), voit le Dr Kornilowicz qui trouve : absence de réflexes rotuliens, phénomène de Romberg, affaiblissement de sensibilité musculaire (surtout orteils) ; troubles de miction, douleurs dans le dos et les extrémités inférieures, surexcitation d'organes génitaux ; les troubles, au dire du malade, sont survenus depuis plusieurs mois. Diagnostic : Tabes dorsal par le Dr Kornilowicz.

2 novembre 1887. — Du côté gauche, phénomènes spastiques des membres inférieurs, rigidité, limitation des mouvements volontaires et passifs, exagération des réflexes rotuliens, épilepsie spinale, trépidation du pied.

L'instabilité des phénomènes, la rapidité relative de leur évolution, le manque d'autre cause valable font penser à une méningo-myélite syphilitique. Traitement iodo-mercuriel. Les phénomènes morbides se dissipèrent peu à peu.

Observation XV (résumée). — (In Gajkiewicz 1892. — Obs. LII.)

K. G... 39 ans, nie avoir eu la syphilis.

Mai 1889. — Douleur dans extrémité inférieure gauche, puis anesthésie dudit membre.

Septembre. — Troubles de miction.

Octobre. — Douleurs et anesthésie dans membre inférieur droit.

Décembre. — Le malade ne pouvait se tenir debout, surtout les yeux fermés. Difficulté de marcher. Dans un hôpital de Varsovie, diagnostic de tabes dorsal.

Fin décembre 1889. — Gajkiewicz le voit et constate ensemble de symptômes propres au tabes dorsal : douleurs dans les membres inférieurs, différentes paresthésies, phénomène de Romberg, difficulté de marcher, troubles de la vessie, abolition du sens génital. absence de réflexes rotuliens. A côté de ces phénomènes tabétiques existait simultanément un affaiblissement de la force musculaire, ce qui n'a jamais lieu dans le tabes dorsal surtout au début de la maladie. Cet affaiblissement augmente rapidement et mi-janvier 1890 paraplégie motrice complète. Ces phénomènes ainsi, que le développement rapide, font penser (malgré anamnèse négative) à la syphilis. Traitement spécifique et cautérisation.

Le 15 mars, le malade quitte Varsovie relativement bien portant : l'absence du réflexe rotulien seul persistait. Revu en octobre 1891, dans le même état.

CONCLUSIONS

De notre étude, nous croyons pouvoir tirer la conclusion générale suivante, basée sur la statistique, l'anatomie pathologique, l'évolution et l'influence du traitement spécifique dans le tabes :

La syphilis n'engendre pas par elle-même les désordres anatomiques caractéristiques du tabes; elle ne peut avoir qu'une influence prédisposante sur un système nerveux modifié (hérédité, congénitalité, abus fonctionnels), puisque le tabes s'observe chez des syphilitiques, chez des non syphilitiques et chez des tabétiques qui deviennent syphilitiques.

INDEX BIBLIOGRAPHIQUE

Abadie. — L'ataxie locomotrice est-elle d'origine syphilitique ? — Note lue à *Soc. Méd.*, Paris, 11 nov. 1882. — *Gaz. Hebd.*, 1882. *Union méd.*, 1883. — A la suite, discussion par : Dubuc, L.-G. Richelot, etc.

Adamkiewicz. — Die anatomische Processus der Tabes. — *Wien. méd. Presse*, 1885, p. 182.
— 2° Ueber eine heilbare Form von Tabes. — *Wien. méd. Presse*, 1891.

Althaus. — 1° Note on the relations between syph. and Locomotor ataxy. — *The Lancet*, 17 sept. 1881, p. 49.
— 2° *British med. Journal*, mai 1884.
— 3° *Maladies de la moelle épinière*. — Trad. Morin, 1885.

Andronico. — La sifilide in rapporto alla tabe dorsale. — *Giorno ital. d. mal. ven.* — Milano, 1887, p. 148.

Belugou. — *Progrès médical*, 1885, n°ˢ 35 et 36.

Benedikt. — Ueber Ætiologie, Prog. u. Therap. der Tabes, *Wien. med. Presse*, 1881.

E. Berger, — Recherches sur les troubles ¡oculaires dans le Tabes dorsal et Essai d'une explication unique du complexus symptomatique du Tabes. — *Archiv. für Augenheilk.*, 1888, XIX, p. 305. — *Presse méd. belge*, 1888, XL, p. 229. — *Comptes rendus à l'Académie des Sciences*, 1888, CVI, p. 1818.

O. Berger. — (Breslau). — Zur Ætiologie der Tabes. — *Breslauer ärztliche Zeitschr.*, april, 1879.
— 2° *Vortrag in der med. Section der schlesische-Gesellschaft für vaterlandige cultur*, 1879.
— 3° Ueber die ätiol. Beziehung zw. Syph. u. Tabes. — *Tageblatt der 57ᵗᵉⁿ Versammlung deusch. Naturforscher u. Ærzte zu Magdeburg*, 1884. — *Deutsche med. Wochenschr.* 1885.

Cl. Bernard. — *Introduction à l'étude de la médecine expérimentale*. P. 1865., p. 238 et suiv.

Bernhardt. — 1° Zùr Frage von der Ætiologie der Tabes. *Centralbl. für Nervenheilk.*, sept. 1883.
— 2° Ætiologie der Tabes. — *Arch. f. Psych.*, XV, p. 865.

Bianchi. — *Giorn. internaz. delle Sci. med.*, f. 3, 1887.

Birdsall. — Statistics relating to the Association of Syph. with Locomotor ataxia. — *Journal of nerv. and ment. disease.* — New-
York, July 1883, p. 522.

— 2° *Journ. of nerv. and ment. disease*, 1884, p. 505. Discussion
à l' *American Neurol. Association*, à la suite de la statistique
de Seguin. — (Birdsall, Amidon, Webber, Spitzka, Rockwell,
Putnam).

E. Bitot et Sabrazès. · Analgésie et Atrophie, etc. *Rev. méd.*,
1881, p. 897.

P. Blocq. — *Gaz. hebd.*, n°˙ 13 et 14, 1892.

Bouveret. — Syph., Ataxie, Cardiopathie. — *Lyon médical*, 1885, p. 235.

Broadbent. — Lettsomian lectures. Syph. as a cause, etc. *Lancet*
du 10 et 24 fév. 1874.

Brodeur. — *Progrès médical*, XI, p. 50-53, 1883.

Th. Buzzard. — 1° *The Lancet*, März 11, 1871.

— 2° *Clinical aspects of syphilitic Nervous affection.*

— 3° On the association. etc. *The Lancet*, 10 Juni 1882.

Byrom-Bramwell. — *Mal. de moelle épinière*, trad. Poupinet et
Thoinot, P. 1882.

Caizergues. — *Myélites syphilitiques*, Th. Montpellier, 1878.

M. Carre. — *Nouvelles recherches sur l'ataxie*, P. 1865.

Cayla. — *Étude critique sur le rapport étiologique de la syphilis et
de l'ataxie*, Th. Bordeaux, 1882.

Charcot. — *Leçons du Mardi à la Salpêtrière*, 1ʳᵉ Leçon, 1887-88.

Chauvet. — *Syphilis, son influence sur les maladies du système nerveux.* Th. Agrégation, 1880.

Cohen. — *Lehre von der Tabes*, 1887.

Cornil. — *Leçons sur la syphilis*, P. 1879, p. 365.

Cyon. — *Zur Lehre von der Tabes dorsalis*, 1867.

Darier. — *Gaz. hebdom.*, 1892,

Déjerine. — *L'Hérédité dans les maladies du système nerveux*,
P. 1886. Th. Agrégation.

De Ranse. — *Gaz. Méd. de Paris*, 53, 1876.

— 2° Des rapp. de l'Ataxie loc. avec la Syphilis. (Mémoire lu à la
Soc. méd. de Paris, séance du 25 nov. 1882.) — *Gaz. Méd.*
1883. — *Union méd.* 1883. — Discussion à la suite (Abadie,
Dubuc, etc.).

— 3° (*Soc. de méd. de Paris*, séance du 26 janv. 1889, p. 226.) — *Union
méd.* 1889.

Desplats. — Ataxie loc. d'orig. syph. — *Union méd.* 1882.

— 2° Ataxie loc. d'orig. syph. — (*Soc. méd. des hôpitaux*, séance du
22 juin 1883.) — *Bulletin de Soc. méd. des Hôp.*, 1883. — *Progrès médical*, 1883. — A la suite discussion (Robin, Rathery,
Debove, Desnos, etc.).

Desnos. — Différents degrés d'altérations anatomiques des cordons médullairespostérieurs considérés dans leurs rapports avec la curabilité de l'ataxie. (Soc. méd. des Hôpitaux, séance du 13 juillet 1883). *Bull. de Soc. méd. des hôpitaux*, 1883. — *Progrès méd.*, 1883, etc. Discussion à la suite (Dujardin-Beaumetz, Debove, Guyot, Vidal, etc.)

S. Domanski. — Przeglad Lekarski, n° 27-43, 1880. *Centralbl. für Nervenheilk*, 1881.

Dowse. — *Med. Press and Circ.*, nov. 24, déc. 1, 1880. — *Med. Times and Gaz.*, oct. 1881.

Dreyfus-Brisac. — Etiologie du tabes syphilitique. *Gaz. hebdom.*, n° 39, 1881, p. 216.

Drysdale. — Locomotor ataxia of syph. origin. *Med. Examiner*, London, I, p. 840, 1876.

— 2e Aphasia and ataxia of syph. origin. (Med. Society of London). *Lancet*, mai 1878.

Dubuc. — (V. de Ranse). *Union méd.*, 1883.

Duchenne de Boulogne. — *Archives gén. de médecine*, 1859, vol. 1, p. 439. (V^e série, t. 13.)

— 2e *Electrisation localisée*, éd. III, p. 655. P. 1872.

Dujardin-Beaumetz. — *Ataxie locomot.* — Th. Paris, 1862.

Duplaix. — Ataxie loc. avec insuff. aortique, syphilis, etc. *Ann. Dermat. et syph.*, 1884, p. 219.

Eisenlohr. — Zur Ætiologie u. Therapie der Tabes. (Ærztliche Verein zu Hamburg. — Sitzung am 15 april 1884). *Deutsche med. Wochenschrift*, 1884, p. 851.

— 2° Zur Pathol. der syphil. Erkrank, etc. — *Fetschrift zur Eröffnung des neuen Allg. Krankh. zu Hamburg*. Eppendorf, 1889,

Eisenman. — *Die Bewegungs-ataxie*. Wien, 1863.

W. Erb. — *Ziemssen's Handbuch*. Bd XI, 2te Hälfte, 2te Abtheilung. p. 134, 1878.

— 2° Zur Pathol. der Tabes. *Deutsch Arch. f. klin. Med.*, Bd XXIV, 1879.

— 3° Die Beziehungen der Tabes zur Syph., etc. *Bericht der Verhandlungen der 52 Versammlung deutsch. Naturforscher u Ærzte in Baden-Baden*, 1879.

— 4° Tabes u. Syphilis. *Centralbl. f. die med. Wissenschaften*, numéros 11 et 12, 1881.

— 5° Ueber die klin. Bedeutung der Syph. f. Tabes. *Transact. of the Internat. med. Congress of London*, 1881, vol. II, p. 327.

Discussion (Althaus, Lancereaux, Gairdner, Banks, Rosenstein, Zambaco, Sir W. Gull.)

— 6° Zur Ætiologie der Tabes dorsalis. *Berl., klin, Woch.*, 1883. (août.)

W. Erb. — 7° Zur Ætiologie der Tabes. *Berl.*, *Klin*, *Woch.*, numéro 29 ou 30, 1891.

Erlenmeyer. — Leipzig, 1881. (G. Böhme.)

Estorc. — Cas d'ataxie loc. d'origine Syphil.— *Comptes rendus d'association pour avancement des sciences. Congrès de Reims*, 1880, p. 904. — *Montpellier médical*, 1880.

Eulenburg. — *Lehrbuch der Nervenkrank,* II, Auflage, II, p.460, 1878. — 2° *Virchow's Archiv.* Bd. 99, Heft. 1, 1885, p. 18.

Ferras. — *Mercredi médical*, 14, 1891.

J. Ferry. — *Recherches statistiques sur l'étiologie de l'ataxie locom.* Th. Paris, 1879.

Fischer. — *Tabeskranke, in 4 semestralbericht d. Heilanstalt*, Maxbrunn, 1879.

Flechsig. — *Neurologisches Centralblatt*, n° 3, IX, 1890.

Th. Forster. — *Lancet*, I, 6, p. 233, Aug. 9, 1884.

Fournier. — Ataxie locom. *Ann. Dermat. et syph.*, 1876, p. 187.
— 2° *L'ataxie loc. d'orig. syph.* (Tabes spécifique). P. 1882.
— 3° *Leçons sur la période préataxique du tabes syph.*, P. 1885.
— 4° Enquête sur la prétendue action tabétogène du mercure, *Ann. Dermat, et syph.*, 1891, p. 1.000.

Fournier et Dieulafoy. — Acc. cérébrospinaux guéris par le traitement spécifique (tabes aigu). *Prog. méd.*, 22 fév. — *Ann. Dermat. et syph.*, 1890.

Gajkiewiecz. — *Syphilis du système nerveux.* P. 1892.

Galezowski — 1° (V. Gueneau de Mussy.)
— 2° Différentes variétés d'atrophie du nerf optique ataxiques. (Mémoire lu à l'Académie de médecine. 27 mars 1888). *Ann. Dermat.*, 1891, p. 640.

Gaucher. — Ataxie locomot. d'orig. syph. guérie par le traitement spécifique. *Ann. Dermat.*, p. 577, 1890.

Gerlach. — *Ueber die Beziehungen der Syph. zur Tabes u. progressive Paralyse.* Inaug. Diss. Halle, 1890.

Gesenius. — *Beiträge zur Ætiologie, Sympt. u Diagn. der Tabes dorsalis.* Inaug. Diss. Halle, 1879.

Gowers. — *British med. Journ.* 318, II, 1878. (*Rev. Sciences Méd.* 1879, t. XIV, p. 258).
— 2° *Syph. and locom. ataxy. The Lancet*, 15 janv. 1881.
— 3° On syph. and the nervous system. *Lancet*, 1889.

Grasset. — *Traité pratique des maladies du système nerveux.* P. 1879, 1881, 1886.

Greppo. — *Gazette méd. de Lyon*, 1859.

N. Gueneau de Mussy. — Communication de note de M. Galezowski à la Soc. de Thérapeutique, mai 1883. — *Rev. de Thérap. médico-chirurg.*, 1883. — Discussion (Martineau, Gouguenheim, Dally, Dujardin-Beaumetz).

Hammond. — *Diseases of the nervous system*, 6 aufl. 1876, p. 595.
— *Id*. Traduct. Labadie-Lagrave. P. 1879.

Hardy. — Ataxie locomot. chez un syphilitique. *Praticien*, III, p. 200. P. 1879.

H. von Hebra. — Ein Fall von Syphilis des centralnervensystems, etc. (Gesellschaft der Ærzte zu Wien). *Wiener med. Presse*, 1886. —. *Semaine médicale*, 1886. Discussion (Bamberger, Nothnagel, Mauthner, etc.).

Heubner. — *Ziemssen's Handbuch*, Bd XI, 1. 2e Auflage, 1878.

Hirt. — *Maladies du système nerveux*, traduction du Dr Jeanne, Liège, 1891.
— 2° Vortrag *in der med. Section des schlesische Gesellschaft fur valerländige Cultur*. 16 janv. 1891.

Hlubeck. — *Tabes dorsalis beim weibl. Geschlecht*. Inaug. Diss. Berlin, 1886.

Hutchinson. — *Med. Times and. Gaz.* 31 janv. 1880.

Hoffmann. — *Tabes u Syphilis*. In. Diss. Berlin, 1884.

Jeudrassik. — Ueber die Localisation des Tabes. *Deutsch. Arch. f. klin. Med.* XLIII, 1888.

Julliard. — *Etude critique sur les localisations spinales de la syphilis*. Th. Lyon, 1879.

L. Jullien. — *Traité des maladies vénériennes*. P. 1886, 2ᵉ éd.

Labadie-Lagrave. — Ataxie loc. d'orig. syph., *France médicale*, P. 1882, p. 457.

Landesberg. — *Berl. klin. Woch.*, 1885.

Landouzy. — Du rôle étiologique attribué à la syphilis dans le tabes. *Abeille médicale*, 1881.

Landouzy et Ballet. — Du rôle de l'hérédité nerveuse dans la genèse de l'ataxie loc. progr. — *Ann. médico-psychologiques*, 1ʳᵉ série, t. II. Janv. 1884.

Lancereaux. — *Traité historique et pratique de la syphilis*, P. 1866, p. 490.
— 2° Paralysies toxiques et syphilis cérébrale. — *Comptes rendus à l'Académie de médecine*, séance du 20 fév. 1880.
— 3° *Transactions of the internal. med. Congress of London* 1881, vol. II, p. 327 (V. Erb).
— 4° *Leçons de Clinique médicale* (1879-1891). P. 1892, p. 162, 184, 211, 260.

Lemonnier. — *Ann. dermat.*, 1885, p. 62.

Leloir. — Influence de la syphilis sur le tabes. *Ann. dermat.*, 1890, p. 62.

A. Lewinsky. — *Ueber die Beziehung d. Syph. zur Tabes*. Inaug. Diss. Berlin, 1886.

Leyden. — *Klinik der Rückenmarkskrankh.*, 1875, traduct. E. Richard et Viry. P. 1879.

Leyden. — *Realencyclopädie d. gesammten Heilkunde.* Article Tabes 13, 1883.. — *Id.*, 2te Auflage, Bd XIX, 1889.
— In wie weit ist syphilis Ursache der Tabes, etc. Protokoll der Verhandlungen des Vereins für innere Med., Sitzung in Berlin am 28 nov. 1881. *Zeitschrift f. klin. Med.*, 1882, p. 475.
Discussion (Berhnardt, Litten, Köbner, Beuster, Ewald, etc.).

Long Fox. — Note on the curability of tabes dorsalis. *Lancet*, I, 1er janv. 7, 1882.

Mahillon. — *Archives médicales belges*, 1888.

P. Marie. — *Leçons sur les maladies de la moelle*, 1892.

G. Marinesco. — Ueber einige durch Syph. hervorgerufene, etc. *Wiener med. Woch.*, m 51 u 52, 1891.

Hip. Martin. — *Rev. Médecine*, 1886.

Mathieu. — Un cas d'ataxie syphilitique. *Ann. Dermat.*, 1882, p. 724.

L. Meyer. — Zur Ætiologie des Tabes dorsalis. *Archiv f. Psych. u Nervenkr.* Bd. XI, p. 252, 1880.

Méplain. — Tabes syph. précoce. *Ann. Dermat.*, 1885, p. 218.

Minor. — Contribution à l'étude de l'étiologie du tabes. *Arch. de neurologie*, 1889, p. 183.
— Hémiplegie u. Paraplegie bei Tabes. *Zeitschr. f. klin. Med.* XIX, p. 42, 1891.

Möbius. — Neuere Beobachtungen über die Tabes. *Schmidt's Jahrbücher.* Bd 187 (1880), 190 (1881), 196 (1882), 203 (1884), 209 (1886), 217 (1888), 225 (1890), 233 (1892)
— 2° Ueber Tabes bei Weibern. — *Centralbl. für Nervenheilk.* 1884 (mai).
— Neue Fälle von Tabes bei Weibern. —*Centralbl. für Nervenheilk*, 1884 (15 oct.).

Morel Lavallée. — Des causes du tabes — (hémitabes) — *Union médicale*, 1887, p. 963.

Müller. — *Sympt. u. Therap. der Tabes im Initialstadium.* Graz. 1880.

H. Nägeli.— *Ueber Beziehungen der Lues zur Tabes dorsalis.* Inaug. Diss. Zurich, 1887.

Neftel. — *Virchow's Archiv*, Bd 117, Heft 2. Beiträge zur Ætiologie u. Therap. der Tabes.

Neuman. — Zur Frage uber die Beziehungen zur Tabes u. Syph. *Berl. klin. Wochensch.* 1887.

Octerlony. — A case of syph. locom. ataxia with remarks. *Med. Herald Louisville*, 1879-80, p. 99.

Oehmke. — Inaug. Diss. Würzburg, 1884.

Oppenheim. — Rapport à la Berliner Gesellschaft f. Psych. u. Nervenkr., Sitzung den 10 März u. 12 Mai 1884. *Neurologisches Centralblatt*, 1884, p. 165-260.
Discussion (Bernhardt, Lewin, Remak, Westphal.)

Oppenheim — 2. Ueber einen Fall von syphil. Erkrankung der Centralnervensystems, etc. (Observat. résumée in *Gaz. méd.*, 1889.) *Berlin, klin. Woch.* 1838, n° 53, p. 1061.

Ormerod. — Tabes chez mari et femme syphilitiques. *S^t. Barth. hosp. Rep.* XXV, p. 87, 1889.

Perret. — Étiologie de l'ataxie. *Clin. méd. de l'Hôtel-Dieu de Lyon*, 1887.

L. Petrone. — *Gaz. med. ital. lomb.*, 45, 1884.

Petithau. — *Archives méd. belges*, 1884.

Prévost. — *Revue médicale de la Suisse romande*, 1882, p. 32.

J. Preuss. — *Ueber die Syphilis als Ætiologie der Tabes dorsalis u. der Dementia paralytica.* Inaug. Diss. Berlin, 1886.

Pribram. — *Prager med. Wochensch.*, XI, 10, 1886.

Proksch. — *Die Litteratur über die venerischen Krankh.* Bonn, 1891, t. II et III.

Pusinelli. — Ueber die Beziehungen zw. Lues Tabes. *Archiv. f. Psych. u. Nervenkr.*, 1882, XII, fas. 3, p. 766.

Raymond. — *Dict. encyclopéd. des Sciences médicales.* Article Tabes, 1885.

— 2. Contribution à l'étude de l'Anatomie pathologique du tabes, *Revue de Médecine*, t. XI, janvier 1891.

— 3. Étiologie du tabes. *Progrès médical*, 1892 (juin).

A. Reder. — *Vierteljahreschrift für Dermat. u. Syph.*, 1874, p. 215.

Rehlen. — *Statistiche Mittheilungen über 35 Fälle von der Tabes.* Inaug. Diss. München, 1882.

Remak. — *Mon. f. prakt. Dermat.*, I, p. 115, 1882.

Rendu. — (Voir Desplats.)

Reumont. — *Syphilis u. Tabes dorsalis.* Aachen, 1881.

Richter. — Beziehung der Tabes zur Syphilis. *Centralblatt f. Nervenheilk.* 1879, p. 457.

Ricklin. — *Gaz. méd. de Paris.* Avril 1881.

— *Revue des Sciences médicales*, 1885 (*Revue générale*).

J. Rollet. — *Dict. encyclopédique des Sciences médicales.* Art. Syphilis, 1884.

Rosenthal. — *Handbuch der Diagn. u. Ther. der Nervenkr.*, II Aufl., *Erlangen*, 1871.

— 2. Zur Characteristik der Myelitis u. Tabes dorsal nach Lues. *Wien. med. Presse*, 1881, p. 69, 165, 202, 261.

Rùmpf. — Ein Beitrag zur Tabes-Syphilisfrage. *Berlin. Klin. Woch.*, p. 521, sept. 1881.

— 2. Zur Pathol. u. Ther. der Tabes dorsalis. Rapport lu à la Naturforscher Versammlung zu Eisenach, Sept. 1882. *Berl. klin. Woch.*, p. 51, 1883.

— 3. Zur Tabes-Lues frage. *Deutsch. med. Woch.*, 1884, p. 232.

— 4. *Die syphilitischen Erkrankungen des Nervensystems*, 1887.

Rùmpf. — 5. Zur Frage des chronischen Vergiftùng durch Syphilis. *Deutsch. med. Wochensch.*, XIII, 36, 1887.

Savart. — *Étude sur les Myélites syphilitiques*. Th. Paris, 1881.

Sanitätsbericht. — *Uber die deutscher Heere*, 1870-71. Bd. VII. Nervenkrankheiten, 1885.

Ed. Schwarz. — Die Lues-Tabesfrage u. d. Behandlung der Tabes im Kimmern. *Petersburger med. Woch.*, 1889, n° 30, p. 259.

Schultze. — *Ueber die Ætiologie der Tabes dorsalis*. Inaug. Diss. Berlin, 1867.

Schulz. — (Braunschweig) *Deutsch. Archiv für klin. Med.*, XXXV. p. 473, 1884.

Seguin. — Analysis of serventy fixe consecutive, etc. *Arch. of Med.*, vol. XII. — *New-York med. Journ.*, juin 1884.

Shingleton Smith. — Two cases of locomot. ataxy with anomalous sympt., etc. *British med. Journ.*, 4 nov. 1882.

Spillmann. — Syphilis et tabes. *Revue méd. de l'Est*, 1881, 15 déc., p. 759.

Spitzka. — The *American Journ. of. neurology and psych.* 1884.

B. H. Stephan. — 1° *Weekbl. van het. nederl. Tijdschr. voor. geneesk, 51, 1885.*

Strümpell. — 1° *Archiv. f. Psychiat.*, XII, 3, p. 1, 1882.

— 2° Krankh. des Nervensystems , in *Lehrbuch der speciellen Pathol. u Thérap.*

— 3° Einige Bemerkungen über den Zusammenhang zur Tabes resp. progr. Paralyse u. Syphilis. — *Neurolog. Centralbl.* 1886, p. 433.

— 4°. Ueber die Beziehungen der Tab., etc. (rapport à la section de Neurologie de la 62° Naturforscherversammlung). *Deutsch. med· Wochenschr.*, 1889, p. 839.

— 5° Ueber Wesen u. Behandlung der Tabes. *Münch. med. Woch.·* 1890.

Tarnowsky. — Die syphilis der Gehirns u. ihre Beziehung zù anderen Erkrank. des Nervensystems. — *Arch. f. Dermat. u. Syph.*, 1891, p. 385.

— 2° Communication au 4° Congrès des Médecins Russes à Moscou, du 15 au 22 janvier 1891. *Vratch* 1891, n° 3, p. 79. Discussion (Minor, Sikorsky).

Teissier. — *Province médicale*, fév. 1887.

Topinard. — *Ataxie locomotrice progressive,* 1865, p. 365.

Vermel. — Du rôle de la syphilis, de l'étiologie du tabes dorsal et de la paralysie générale. *Prog. méd.*, 1890, p. 147.

Fr. Véronèse. — Syph. als Ætiolog. Moment., etc. *Wien. med. Klinik.* 1883.

Voigt. — 1° Syph. u. Tabes. *Berl. klin. Woch.*, sept. 1881, P. 565.

— 2° *Berl. klin. Woch.*, 1883, 15 janvier.

Voigt. — 3° Zur Ætiol. u. Sympt. des Tabes. *Centralbl. f. Nervenheilk.* April 1885.

Vulpian. — *Leçons sur les maladies du système nerveux*, 1879, p. 245, 247, 508.

Weber. — 1° Syph. and. Locomotor ataxy. — *The New-York med. Record.*, 5 april 1884 (Académie de New-York. — Discussion par Amidon, Taylor, Birdsall, Otis, Spitzka).
— 2° *Transactions of the New-York Acad. of Med.*, 1886, IV, p. 211.

Westphal. — Lues u. Degeneration der Hinterstränge, etc. (Berliner med. Gesellschaft, 21 janv. 1880). *Berlin. klin. Woch.*, 1880. Discussion (Mendel, Remak, Lewin, Bernhardt).

Wilson. — Syph. locom. ataxia. — In *Philadelphie med, Times*, 1879-80, X, p. 7.

Zenner. — Syph. and locom. ataxia. — *Cincinnat. Lancet. Clinic.*, 1887.

Ziemssen. — *Berl. klin. Wochenschr.*, 1891, p. 928.

TABLE DES MATIERES

	Pages
Avant-propos	5
Historique	10
Statistique	72
Chapitre III. — Anatomie pathologique	79
Chapitre IV. — Evolution	92
Chapitre V. — Thérapeutique	95
Chapitre VI. — Hypothèses diverses à propos de l'action directe du virus syphilitique sur le tissu nerveux	100
Observations	103
Conclusions	113
Index bibliographique	114

Le Mans. — Typ. Ed. Monnoyer.

9 782014 069976